耕文舎叢書●10

十二感覚の環と七つの生命プロセス

カール・ケーニヒ著／石井秀治訳

König, Karl
Der Kreis der zwölf Sinne und die sieben Lebensprozesse

十二感覚の環と七つの生命プロセス

シュタイナーの感覚論にもとづく治療教育の現場から

目次

訳註は、本文中に挿入されている（　）内の原註と区別するために、小さいポイントで挿入しました。

また、長い訳註は、当該のことばの右肩に★を付し、当該の文末に置きました。

本文中のイタリックは傍点を付すことで代えました。ただし訳者が付した傍点もあります。

これは〈　〉も同じです。

序文

本書に収録されているカール・ケーニヒ Karl König（1902～1966）の二つの連続講演は、アントロポゾフィー人間学の基本的認識を持つ人々に向けて行なわれたものです。

ケーニヒ自身はこの二つの連続講演を出版しようとは考えていなかったように思われます（彼は両速記録にも目を通しておりません）。それというのもケーニヒのこの二つの連続講演は、二つの人間学的領域、つまり〈感覚〉領域と〈生命プロセス〉領域の全体を——ルドルフ・シュタイナーのことばを起点に置きつつ——きわめてかぎられた枠のなかで根本的かつ包括的に描写しようとしたものであり、その語り口もそれだけ一層、凝縮したものになっているからです。いわば一種の草稿であるかのように、簡単な示唆にとどまるだけの描写も見られます。とはいえ一方、ケーニヒは、具体的な例を挙げるなどしながら、できるだけわかりやすく語ろうとしています。

〈十二感覚の環〉に関するケーニヒのことばには、個々の感覚に関しても諸感覚の関連に関しても、非常に重要な認識が見出されます。ケーニヒの感覚に関する研究成果は、彼の著作や論文に著された内容を多くの面で超えています。[01] 彼はたとえば、世界のあり方を伝える感覚（嗅覚、味覚、視覚、熱感覚）に関しても講演などで語っているだけで、論文や著作を遺してはおりません。

〈七つの生命プロセス〉に関する連続講演は、アントロポゾフィーの観点からもまだまったく取り組まれていない研究領域における、最初の、とはいえ深い洞察にもとづく講演です。

彼のこの二つの連続講演は、ルドルフ・シュタイナーの霊科学（精神科学）における基本的認識を前提にしています。しかしこれについて述べるのは序文の任ではないでしょう。

本書に収録された〈十二感覚の環〉に関するケーニヒの連続講演は、１９６０年、スプリングヴァレーとニューヨークで開催された一般アントロポゾフィー・サマースクールで行なわれました。ケーニヒはこの連続講演を、さまざまな知覚現象を取り上げることから始めています。つまり、ある感覚領域が伝えてくる知覚のなかで私たちは何を体験するのかを、また同時に、知覚する者の状況は、感覚から感覚へと順に配列されている感覚諸領域のなかで、どのように変化していくのかを描き出しています。

感覚領域それぞれのあり方を明らかにしようと試みたとき、彼を導いたのは次の三つの問いでした。私たちはこの感覚をとおして何を体験するのか？　この感覚の器官はどこに見出されるのか？　この感覚は私たち人間にとって何を意味するのか？　このように問うことによって、ケーニヒは（フッサール E. Husserl ／メルロ‐ポンティ M. Merleau-Ponty ／プレスナー H. Plessner ／シュミッツ H. Schmitz 等々に代表される）現象学的哲学の立場に立つことになります。感覚に関する彼の考察は、現象の場から ― ある感覚領域の本質《エッセンス》がその内にいわば濃縮して表われる ― 表象像へ向かい、そこからさらに霊的なもののいとなみとしての運動、色、音、等々の世界へ向かいます。

ケーニヒは十二感覚のなかの個々の感覚器官を、個体発生と系統発生の観点に関連させつつ考察しています。つまり、人間の《眼が開かれた》とき初めて生じた物質界の感覚知覚の、その前後の発達過程を、人類史の文脈《コンテクスト》のなかに科学的に位置づけていきます。感覚のあり方を霊的人間学との関連のなかで理解しようとした彼のこの試みこそが、この二つの連続講演を特別なものにしている特徴であり、さらに推し進められていく価値のある課題であるのです。

アメリカにおけるこの二つの連続講演の三年後、ケーニヒはウィーンでも、十二感覚に関するゼミナールを行なっています。そのうちの若干の部分はアメリカでの講演内容を超えるものではありますが、同時にその内容を補完するものでもあることから、本書にはそのゼミナールも〈付録〉として収録されることになりました。

本書に収録されることになった〈七つの生命プロセス〉に関するケーニヒの三つの講演は、ケーニヒが個人的にもっともよく知るスコットランド・キャンプヒル運動の仲間たちに向けて行なわれたものです。つまり、アントロポゾフィーの人間学と治療教育における具体的な病像に関してある程度の予備知識を持つ人々に向けて行なわれたものであり、また、このテーマに関してその後行なわれることになっていた治療教育会議に向けた準備をするためのものでもありました。ケーニヒはキャンプヒル運動のなかで長いあいだ十二感覚と取り組んできましたが、ここに来ていよいよ、七つの生命プロセスをより強く前面に押し出そうとしたのです。ケーニヒのこの連続講演は、この領域での研究をさらに推し進めていくための刺激を与えるものでもあったのです。

その第一講演は、七つの生命プロセス全体を概観しています。第二講演は、七つの生命プロセスと十二感覚との関係を取り上げ、それを宇宙的関連のなかに組み入れようとしています。第三講演は、生命プロセスが魂的領域や ― それと向き合っている ― 身体領域のなかにあまりにも強く入り込んでくると、そこにはその結果として何らかの病気が生じる、ということを示唆的に述べています。

ケーニヒのこの三つの講演には、アントロポゾフィー医学の基礎づけに尽力し、ルドルフ・シュタイナーとともに一冊の本[02]を書き上げた女医、あのイータ・ヴェクマン Ita Wegman に対する追悼の意が込められています。ケーニヒはこの第一講演を、彼が親密なつながりを感じていたイータ・ヴェクマンの功績を称えることから始めています。


英語で行なわれたこれらの講演の速記録は、他の多くの速記録もそうであるだろうように、おそらく完全なものではありません。また、これらの講演を出版しようとは考えていなかったケーニヒ自身も、その速記録には目を通しておりません。とはいえ翻訳されたこの講演録には、具体的にわかりやすく語ろうとするケーニヒの語り口がそのまま保ち残されています。これらの講演でケーニヒは、感覚領域と生命プロセス領域の密接なつながりについて述べているルドルフ・シュタイナーの著作《アントロポゾフィー。ひとつの断章（Anthroposophie. Ein Fragment）》[03]に関連させながら、両領域のあり方とその密接なつながりをより明らかにしようとしています。またそれだけではなく、ルドルフ・シュタイナーによって示唆された感覚に関するテーマの多くを、彼自身の考察をとおしてより明らかにしようとしています。これらの講演は、同分野における以降の研究に資するものとして、また、多方面へのさらなる進展を促すものとして受けとめられるべきでしょう。

Brachenreuthe
聖霊降臨祭　１９９９年
ベルンハルト・シュマーレンバッハ Bernhard Schmalenbach

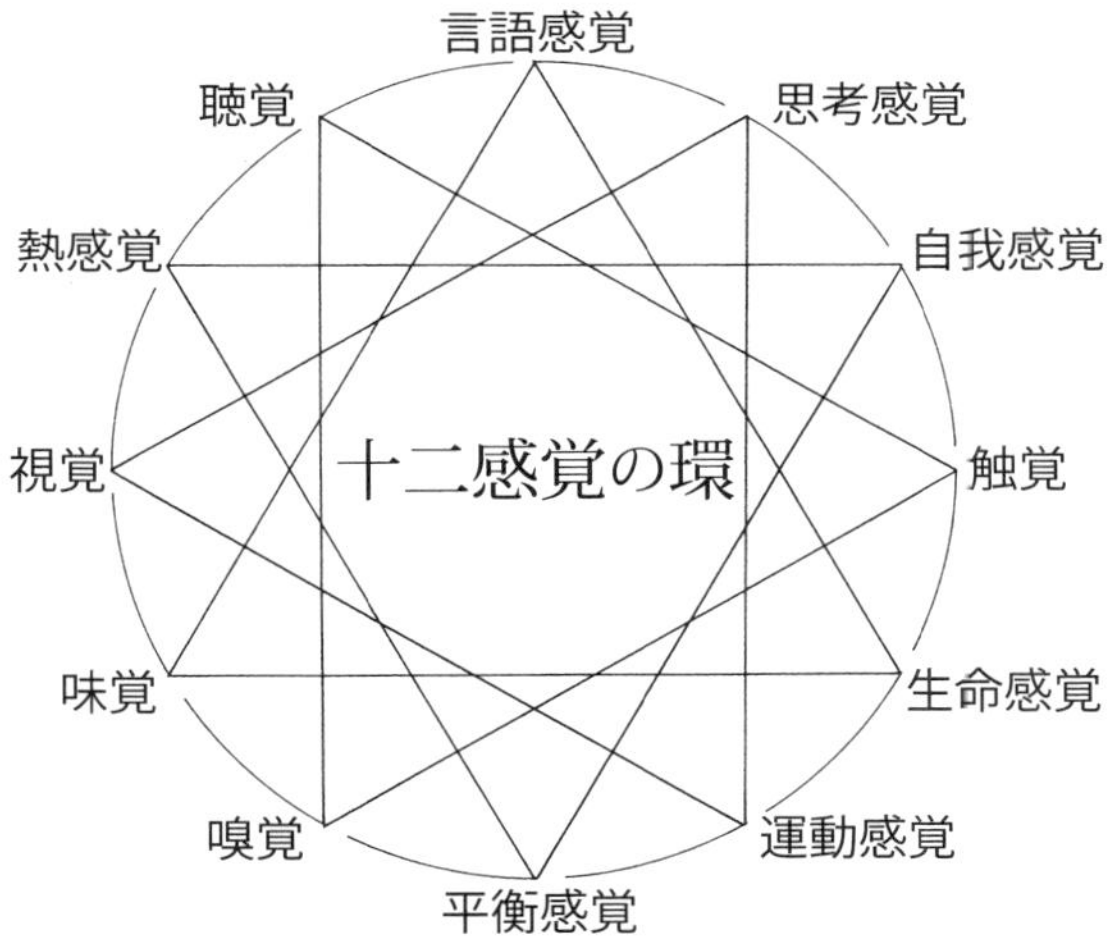
十二感覚の環
言語感覚
思考感覚
自我感覚
触覚
生命感覚
運動感覚
平衡感覚
嗅覚
味覚
視覚
熱感覚
聴覚

十二感覚の環

八つの講演

in Spring Valley, New York

1960 年 7 月 23 日 ～ 8 月 7 日

一　はじめに　1960年7月23日

私のこの最初の講演は、人間の《十二感覚》あるいはより正確には《十二感覚の環》に関する、この連続講演の導入部に当たります。この《環》は非常に重要です。ルドルフ・シュタイナーの感覚論に触れたことのない人には、ほとんど革命的なものとさえ映るでしょう。現代の生理学、医学、生物学は、この《十二》という数にいまだかつて関心を向けたことがありませんし、科学者のほとんどは八つか九つの感覚しか取り上げておりません。なぜなら、上位感覚（聴覚、言語感覚、思考感覚、自我感覚）のうちの三つの感覚（言語感覚、思考感覚、自我感覚）が、一般的にはいまだに認知されていないからです。ドイツの哲学者二人とその後継者の何人かは純粋に思弁的に次のような結論に到っています。他者が語ることばの意味、他者の考え、他者の人格を、直接知る手段が存在していなければならない。これらの能力は感覚と結びついているはずであるが、その関係はまったく不明である、と[04]。しかし私たちはこのような考えについて語る前に、事柄の現実に通じる道の上を一歩ずつ歩んでいかなければなりません。私たちはこの試みに着手しなければなりません。なぜならこれらの感覚が存在していなければ、私たちは私たちの周囲の世界を理解することはできないのですから。

ルドルフ・シュタイナーは、１９０９年10月にベルリンで開催されたアントロポゾフィー協会年次総会のなかで、人間の感覚系に関する四つの講演を行なっています[05]。しかし彼はそこでは、十感覚しか数え上げておりません。そして、触覚は本来的な感覚ではないことを、したがってそれは講演のテーマのなかに数え入れるべきではないことを、わかりやすく説明しようと苦心しています。彼はまた、この時点までは自我感覚に言及することも一度もなく、生命感覚から思考感覚までの十感覚だけを取り上げていました。ルドルフ・シュタイナーが触覚と自我感覚を含めた十二感覚について初めて語ったのは１９１６年になってからのことでした。[06] 彼が十二感覚の全体像を描写し得るようになるまでには長い年月が費やされなければなりませんでした。彼はまず第一に、〈人間に関する科学＝人類学〉と〈人間の高次の霊的存在に関する科学＝神智学〉とのあいだに位置するものとしての科学、アントロポゾフィーの第一章と見なされるべき《感覚論》について語りました。[07]

　感覚の種類をただ数え上げるだけでは充分ではありません。ルドルフ・シュタイナーは１９１６年から１９２４年にかけて行なった感覚に関する講演[08]で、それぞれ四つの感覚から成る三つの感覚領域、《下位感覚、中位感覚、上位感覚》について語り、その際、それらの相違を次第に強調するようになっていきました。[09] 私たちは下位感覚（触覚、生命感覚、運動感覚、平衡感覚）によって、私たち自身の身体状態を体験しています。下位感覚は私たちに、私たちの身体的なあり方に向けられているある一定の意識を伝えてきます。そしてそれによって私たちは知ることになるのです。私は、私の下位感覚によって、私の身体《からだ》の内に受肉しているのだ、と。しかしこの身体意識は、高次の自己については何も伝えてきてはくれません。たとえば触覚は、私たちの周囲の世界の存在ではなく、私たち自身の身体境界の体験を大まかに伝えてくるだけです。[10] ルドルフ・シュタイナーが触覚をことばの真の意味での感覚と見なすことを躊躇したのは、そのためなのです。

中位感覚領域は、よく知られている感覚、嗅覚、味覚、視覚、熱感覚から成っています。これらの感覚は私たちに、下位感覚の場合とはまったく異なる知覚世界、周囲の世界の体験を伝えてきます。これは特に視覚に当てはまります。私たちはこの感覚をとおして、私たちがその内に下りてきた世界の形体《フォルム》と色彩の豊かさを体験します。世界が、視覚をとおして私たちの前に拡がります。また、私たちはある物質を、その匂い、味、温かさと冷たさをとおして認知することができます。私たちは私たちの四つの中位感覚によって世界の一部となり、世界を知覚し認知することになります。

私たちは上位感覚をとおして、これまでとはまったく異なるものとかかわり始めます。聴覚は、被造物としての世界の彼岸にあるものを知覚します。なぜなら、この感覚をとおして私たちが知覚するのは、物質から解放されたもの、運動であるからです。音は運動が呼び起こす振動です。私たちが聴いているのは創造したものの諸力、創造されたものの諸力です。聴くということの内には、非常に複雑なプロセスが生起しています。物音（Geräusch）、響き（Klang）、ことば（Wort）、楽音（Ton）、等々、音の世界から私たちが聴き取るのは、私たちの周囲に存在するものすべてを創造したものの諸力です。聴覚は私たちに向けて世界を開きます。そして私たちは、音の領域のなかにある言語感覚をとおして事物の名前を知り、思考感覚をとおして、事物の意味を明らかにすることばを聴き取り始め、ことばが明らかにするその意味をもって、それら個々の存在の内的本質をとらえ始めます。そしてさらに私たちは自我感覚をとおして、人間それ自体の理解に到ります。そう、単に思考による理解というのではなく、感情を伴う理解に。

私たちは身体状態を伝えてくる下位感覚をとおして、心地好さや ― たとえば身体の震えや胃の痛

み等々の — 不快感を知覚します。しかしそれらの知覚はいわば鈍い知覚でしかありません。それらの知覚は、私たちが生まれたばかりの赤ん坊のとき最初に体験する知覚でもあります。もし私たちにこの知覚体験が与えられていなかったなら、私たちは私たちの存在基盤、私たちの存在自体を感じることはできなかったでしょう。下位感覚は、私たちの日常生活に与えられた揺りかごなのです。

私たちは中位感覚をとおして、嗅ぎ、味わい、見ています。また、温かさと冷たさを感じています。これらの感覚知覚は、私たちの周囲の事物のあり方を象徴的に表わします。そして私たちに、世界の確かさと世界の知識をもたらします。自然の美しさは、たとえば早春の緑の匂いとなって漂い、自らを明かします。私たちはこの中位感覚をとおして、私たちの周囲の世界を知覚し、覚めた意識の内に運びます。これは、もはや鈍い知覚ではありません。

しかし音の世界は、たとえば色彩の世界とはまったく異なる世界です。ことばや楽音の世界は単に聞き取られるだけではなく、感じ取られる世界です。なぜなら私たちは、ことばや楽音から、さまざまな表象像を描き出しているからです。私たちはそれらの表象像から、メロディーの理念、ハーモニーの理念、ことばの意味の理念へ到ります。

私たちは、これら三つの感覚領域（上位—、中位—、下位感覚）によって、完全に三分節されている存在です。霊、魂、身体[11]。私たちは上位感覚をとおして互いにつながります。私たちは中位感覚をとおして世界を知り、下位感覚をとおして私たち自身の身体を体験します。動物は楽音やことばを聞き分けることはできません。彼らが聞いているのは物音や騒音、あるいは — ある程度までの — 響きであるにすぎません。ことばを理解することができるのは人間だけです。

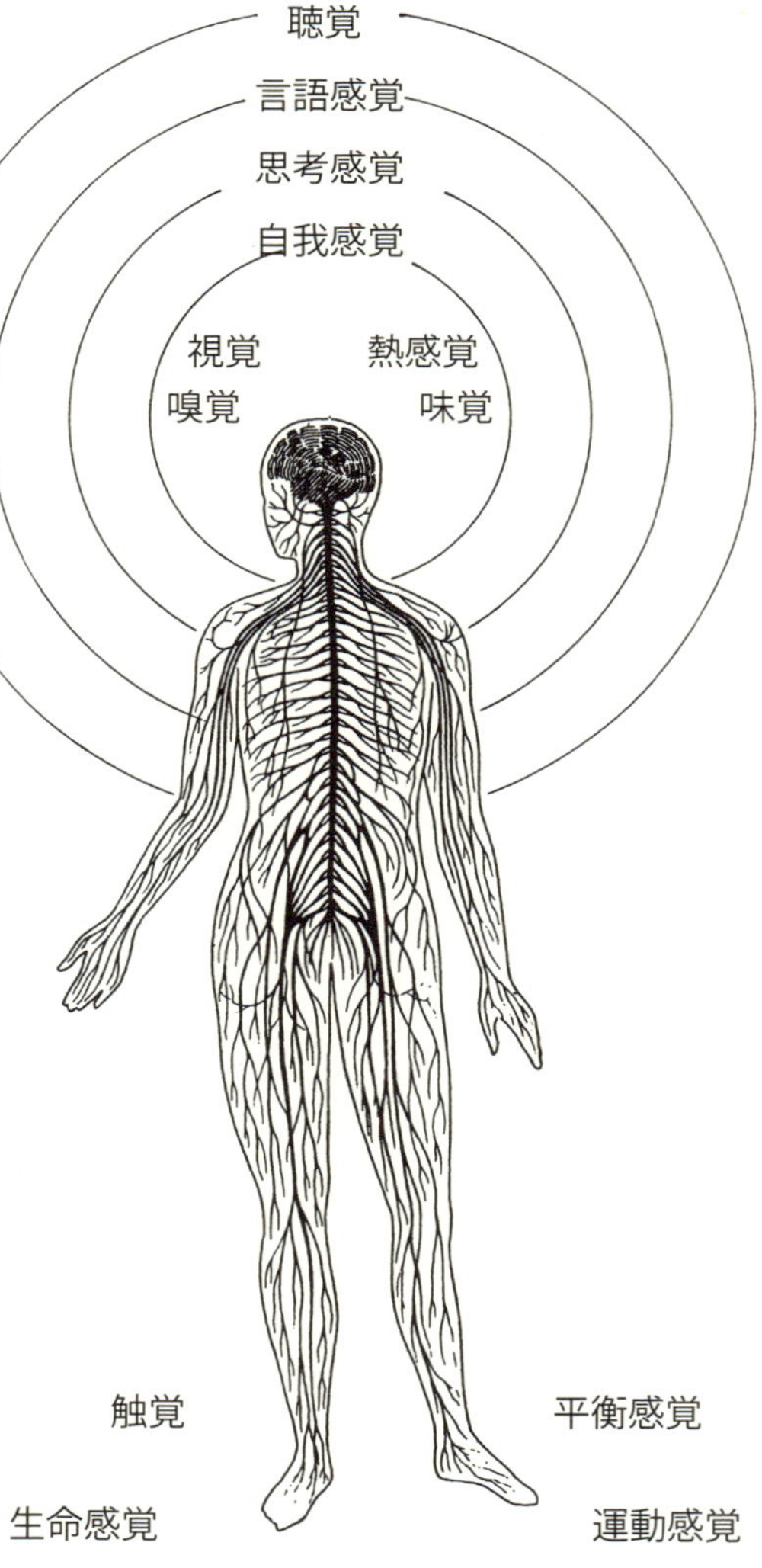

（脳、脊髄、神経）

何百年もの長きにわたり、感覚印象はすべて主観的なものと考えられてきました。しかしこれは間違った考えです。この考えは、人間は感覚知覚を真に理解することはできない、という結論を導き出させてしまいます。しかしすべてが主観的なものであったなら、私たちは感覚をとおして何を知覚するのでしょうか？　いったい私たちは私たちの周囲の世界をどのように理解したらよいのでしょうか？　数学や物理学を、私たちはどのように理解することができるのでしょうか？　ゲーテにこう言っています。私たちは感覚をとおして現実をとらえる。私たちは感覚を信頼することができる。なぜなら感覚はけっして間違えないから。間違えるのは、感覚知覚が伝えてくるものを解釈している私たちの悟性である、と。[12]私たちの感覚知覚と表象は、私たちの内的‐外的体験すべての土台である世界、真実と確信の世界における基本的かつ根本的な経験であるのです。

この地球上で私たちが人間の一員として生活していくことができるのは、私たちの上位感覚が霊的諸力を受けとめているからです。だからこそ私たちは上位感覚の働きを知らなければならないのです。なぜなら上位感覚の働きによってこそ私たちは、再び真の人間になることができるのですから。

下位感覚は私たちに、私たち自身の身体状態の他には何も伝えてきてはくれません。ここでの体験は、いわば一般的な体験、曖昧な鈍い体験です。―触覚についてはすでにお話ししました。―生命感覚は、血液の流れや内臓の動きが呼び起こす、身体的な快‐不快を伝えてくる感覚です。とはいえこの感覚は、不快感を覚えるとき以外はほとんど気づかれることのない感覚です。―運動感覚は、私たちの身体諸部分がどのように関連して動いているかを伝えてくる感覚です。私たちが運動するとき、私たちはその運動を意識しています。私たちは痺れた脚も動かせます。しかし脚が痺れたときには、私たちはその運動を意識することができません。なぜならそのとき私たちは、その運動を感じていないからです。痺れた脚の内では、運動感覚はいわば眠り込んでしまっています。これは、あるいはこうも言えるでしょう。そこでは、運動感覚は運動知覚に対して死んでしまっているのです。―
下位感覚のうちの最後の感覚は平衡感覚です。この感覚は私たちをもう一歩先まで運びます。なぜならこの感覚は、私たちの身体知覚に携わっている感覚でありながら、空間に包まれている私たちの身体の空間体験を知覚している感覚であるからです。私たちはこの感覚をとおして、空間のなかにある私たちの身体状態を知覚しています。立っているのか、横になっているのか、しっかり歩いているのか、ふらふらしているのか…。

私たちは四つの中位感覚とともに、純粋な身体知覚から周囲の世界の知覚へ向かいます。―私たちは舌に乗せた食べ物を咀嚼しながら味わいます。これは匂いを嗅ぐ体験よりもずっと親密な体験です。色彩、形体、遠近、等々は、視覚による知覚です。暑いのか寒いのか、手に取ったものが熱いのか冷たいのかを、私たちは熱感覚をとおして知覚します。

聴覚、言語感覚、思考感覚、自我感覚は上位感覚に属しています。鐘の音、動物の鳴き声、風の音が聞こえてくれば、私たちはそれが何の音であるかをすぐ言い当てることができます。牛？馬？太鼓の音？しかし誰かの話を聴いているときは、話の内容だけではなく、話し方やことばの選び方も聴いています。私たちはその人間のあり方そのものの何かを体験しています。医者である私たちは患者が何を話すかだけではなく、どのように話すかに耳を傾けなければなりません。人間の声ほど繊細な、素晴らしいものはありません。なぜならその声をとおして、話している人間の魂と霊が私たちの前に顕れるからです。私たちはことばの意味を辞書のなかに探す必要はありません。話している人間の声の響きをとおして — 私たちがその言語を知っているなら — 私たちはすぐそれを理解します。子どもは生後八、九か月にもなると、母親が話しかけることばの意味を理解し始めます。それは彼が考えることができるからではなく、その響きをことばの意味に結びつけるからです。このようにして私たち人間は、世界の創造諸力、ロゴスに関心を向け始めます。後に子どもは、自分自身を一個の私・（自我）として体験し始め、他の人間もやはり《私》と言う存在であることを理解していきます。

十二感覚の環は、私たち人間の成長とともに発達していきます。十二の感覚はすべて一緒に作用しています。しかしそれらは同時に、それぞれ別のものです。下位—、中位—、上位感覚領域から各々ひとつの三つの感覚、たとえば触覚、嗅覚、聴覚は、とりわけ密接につながっています（11ページのシェーマも参照のこと）[13]。十二感覚のこの大きな環は、私たちの身体とどのように結びついているのでしょうか？ 私たちの身体は十二感覚のこの大きな環をとおして、魂と霊と、どのように結びついているのでしょうか？

人間が創造される以前から、すでに〈聴覚〉は存在していました。〈耳〉は人間が存在《ダーザイン》の内に入り込む以前に、すでに存在していたのです。人間は神の姿に似せて創造されました。感覚系はその諸器官とともに神のそれに似せて形成されたということを、私たちは理解しなければなりません[14]。

二　触覚と生命感覚　1960年7月26日

人間は何百年も前から、世界を悟性魂[15]の視点から見るようになっています。そのためそれ以降は、四つの下位感覚、触覚、生命感覚、運動感覚、平衡感覚に目が向けられることはほとんどありませんでした。そして、それまでは真に認識されずにいたこれらの感覚に新たな光を当てたのは、ルドルフ・シュタイナーだったのです。――触覚、生命感覚、運動感覚、平衡感覚、これらの感覚は私たちに何を伝えてくるのでしょうか？　私たちはこれらの感覚をとおして、どのような種類の知覚を得ているのでしょうか？　これらの感覚知覚にはどのような器官が携わっているのでしょうか？　一般的にはこう言われています。私たちは私たちの身体のあり方とその諸機能を知るための、また、私たちの周囲に拡がる世界を認識し理解するための、諸感覚と感覚諸器官を所有している、と。これはある程度まで は正しいと言えるでしょう。しかし、ひとつ例を挙げるなら、眼だけが見る機能を持つとする考えは間違っているのです。

ルドルフ・シュタイナーが十二感覚の環について初めて語ったのは1909年のことでした。しかし、彼はそのときその環のなかに、ことばの真の意味での触覚を数え入れてはいませんでした[16]。それというのも、私たちが何らかの物体に触れたとき、そこで明らかになるのは、その物体それ自体ではないからです。たとえば木片あるいは金属片に触れたとき、私が知覚するのは、私の皮膚がその硬い表面を押しているときに体験する抵抗以外の何ものでもありません。私たちがそこで知覚するのは、触覚と呼ぶことのできる感覚体験のほんの一部であるにすぎません。触体験(Tast-Erfahrung)は、下位・中位感覚領域のすべての感覚の内に浸透しています。たとえば視覚も触体験を内包しています。私たちは視覚の働きをとおして世界に触れています。また、味わうとき、匂いを嗅ぐとき、暑さや寒さを感じるときにも、私たちは世界に触れています。触体験はすべてが触覚に帰されるものではありません。それらは下位・中位感覚領域の八つの感覚の内に浸透しています。触れて知覚するということ、これは、それらすべての感覚のなかに浸透している、人間の魂のひとつの活動を意味します。

では、それはどのような活動なのでしょうか？ この問いには、ルドルフ・シュタイナーのことばに沿いつつ、こう答えることができるでしょう。触れるということ、それはいわば、ぼんやりとした意志の力なのです[17]。意志、私たちの意志は、私たちの皮膚、私たちの舌、私たちの鼻、私たちの血液をとおして外の世界へ向かい、身体諸器官から知覚を生じさせ、そしてそこから、知覚されたものに関する一種の記憶を生じさせます。――これを区別することは重要です。私たちは触れることによって周囲の世界と出会います。しかし狭い意味での触覚は、皮下組織までしかとどきません。身体の表面を内部から感じるときに得られるその知覚は、私たちの身体状態の知覚です。しかしこの知覚は、そこで得られる他のすべての体験を別にすれば、〈私の身体のあり方は私を包んでいる世界のあり方とは異なっている〉と感じるところまでしかとどきません。私たちはこう感じます。私たちはここにいる。私たちの周囲にあるものは何か私たちとは異なるものである、と。そして私たちは次第しだいに、たとえば紙と布との相違を経験していきます。私たちが感じるのは、何かにぶつかったときに感じるような抵抗感の、鈍い印象でしかありません。狭い意味での触覚が私たちに伝えてくるのはこのような知覚です。私たちの皮膚でとりわけ敏感なのは体毛で覆われている部分です。私たちは何千という小さな神経の助けをとおして、触れ触れられているのは私たちの皮膚のどの部分なのかを感じ取ることができます。これが、私たちが触覚をとおして知覚する最初の鈍い体験です。

　私たちの触覚はいったいどこまでとどいているのでしょうか？　黒板にチョークで文字を書いているとき、私たちは、私たちの指がチョークに触れている箇所だけではなく、チョークの先端が黒板に触れている点も感じています。ステッキを手に散歩しているときも、私たちはステッキの握りの部分を感じているだけではありません。私たちの知覚は、ステッキが地面に触れているその先端にまでとどいています。下位感覚はすべて、エーテル体の一部から形成されている感覚体（Empfindungs-leib）の一部なのです（一方、エーテル体のより繊細な部分は、感覚魂（Empfindungs-seele）とともにひとつの統一体を成しています）。[18]これを理解することができたなら、私たちは認識することができるでしょう。感覚体は、触覚や生命感覚など下位感覚の場における記憶である、ということを。感覚体は、下位感覚の助けのもとに大きくなっていきます。そして私たちは気づきます。下位感覚は感覚体の織物の像に他ならない、ということに。下位感覚は、触覚器官としての身体表面を包んでいる思考像なのです。

　ルドルフ・シュタイナーは１９２０年に行なったある講演のなかで言っています。

《もし人間が触覚を具えていなかったなら、人間は神的感情を持つことはなかったでしょう》[19]

神的存在に対するこの感情は、私たちの魂の内に絶えず流れ込んでいます。そして私たちに、触覚体験をするたびに私たちの誰もが感じる確かさの、無意識的な基盤を与えてくれています。この確かさが感じられなかったなら、私たちはそもそも生きていることにさえ大きな困難を覚えていたことでしょうし、私たちの存在そのものにも、私たちの生活にも、疑いを抱いていたことでしょう。医者の一人ひとりが、この確かさに注意を向けるよう学んでいくべきなのです。この確かさが感じられなくなったとき、私たちは不安の感情に襲われます。理由のわからない不安に突然襲われたとき、私たちが体験するのは、私たちにつねに触覚体験をもたらし、そこに感覚知覚をもたらしている、私たちの無意識的な意志の諸力に他なりません。しかし、この意志の諸力が身体の境界を超えて立ち上がり、境界体験としての触覚の仲介を経ずに私たちの魂を襲ってくると、私たちはもはや何をなすべきかがわからなくなってしまいます。私たちは心臓の鼓動が速まるのを感じ、不安な不確実さで満たされてしまいます。どちらを向いたらよいのかわからなくなり、その不安の原因を見つけ出すこともできません。私たちはその不安から逃げ出したいと思います。そうです。この不安は、いわば触覚のもうひとつの側面であるのです。この触覚には、そこに浸透してくる神的感情が向き合います。私たちの身体存在の内の、神的創造諸力の存在。私たちの身体の表面、皮膚は、不安体験のための場所でもあり、神的感情をもたらすものが浸透するための場所でもあるのです。

触覚はその器官としての皮膚とともに、いわば目に見えない覆いのように私たちの身体を包んでいます。そしてその覆いの内側には生命感覚が埋め込まれています。人はこう考えるかもしれません。生命感覚は私たちに空腹感や喉の渇きなどの知覚を伝えてくると同時に、気の滅入りといった気分さえも伝えてくる、と。しかしそれは違います。生命感覚は私たちに、他のすべての知覚を覆い隠す《基本的な知覚（Grund-empfindung）》を与えてくれているのです。この感覚は私たちに、私たちは自立した内的存在であることを体験させてくれています。生命感覚をとおして、私たちは私たち自身を、自らの身体空間を満たしている存在として体験します。私たちは私たち自身を、私たちの物質的身体の一部として体験します。〈私たちは私たち自身を、私たちの物質的身体の一部として体験する〉ということ、これは、生命感覚が私たちに与えてくれている連続的な体験によるものなのです。

この二十年、この国（アメリカ合衆国）では特に、しかしまた西ヨーロッパの国々でも、統合失調症、精神疾患、あるいはそれと類似の病気になる子どもが増えてきています。彼らをそばで見ていると、特にある徴候が明らかになります。彼らは自分（の自我）と自分の身体を重ねることができません。彼らに〈君の名前は？〉と訊くと、彼らは自分の名前ではなく、誰か他の子の名前を口にします。また彼らは食事のとき、自分で食べる代わりに、となりの子に食べさせようとします。そうです。彼らは自分自身の身体の、いわばとなりにいるのです。彼らは自分の身体を見ることもできますし、自分の身体に触れることもできます。しかし、自分と自分自身の身体を同一のものとして重ねることができません。彼らは自分自身の身体とひとつになることができません。生命感覚が損なわれているからです。[20]

病気になったり痛みが生じたりすると、いわば、生命感覚の被膜が破られます。そのようなとき私たちは、いつもは無意識の内にある生命感覚の本来の知覚を失います。身体の調子がよいときは、私たちは生命感覚の知覚に気づきません――たとえば、肺や胃腸の働きを意識することはありません。なぜならそれは、生命感覚がいわば蓋をしている無意識の領域に生起している事象であるからです。この蓋、つまり代謝領域や諸臓器の上に拡がっている生命感覚器官は、自律神経系に当たります。自律神経系は、他の神経系とは異なる性質を有する独特な神経系です。私たちの身体内でこの神経系とつながっていない細胞はひとつとしてありません。自律神経系は、相反的な機能を持つ二つの神経系、交感神経系と副交感神経系とに分節されています。たとえば瞳孔は、交感神経系が活発になると開き、副交感神経系が活発になると収縮します。この他にも大なり小なり対照的な反応が見られます。交感神経系の働きが強くなると、顔面が緊張で青ざめ、胃腸が痙攣を起こします。そして私たちはすぐ気づきます。この人間は何かをひどく恐れている、と。一方、副交感神経系の働きが強くなると、これと反対のことが起こります。瞳孔が収縮し、顔が赤らみ、心臓の鼓動が遅くなります。なぜなら皮膚表面の血管がすべて拡がり、流れる血液の熱が次からつぎと皮膚に供給されるからです。そして私たちはこう思います。この人間は何かに恥ずかしさを感じている、と。恐怖と羞恥は、人間の魂の二つの基本的な感情です。両者は、交感神経系と副交感神経系に仲介される感情なのです。

この恐怖と羞恥はいったい何に対する感情なのでしょうか？ 答えはひとつしかありません。恐怖は切迫する《死》の直接的な体験であり、羞恥は《出生》を思い起こさせる体験である。――私たちは、地球の世界へやって来た存在、地上に生まれ落ちた存在であることを恥じて、羞恥の背後に隠れます。私たちは顔を赤らめます。なぜならそのとき私たちは、私たちが地上へやって来たときその内に生まれ落ちた、私たちの原罪を突然思い起こすことになるからです。

子どもがまだ小さいときには、上部の副交感神経系はその記憶表象により子どものそもそもの故郷である霊的世界とのつながりを保っており、下部の副交感神経系は生命感覚と生殖領域につながっています。この対極性には、私たちすべての身に起こったことが象徴的に表われています。私たちは〈智恵の木〉の実を食べたことによって善悪を識別する能力を身につけました。しかしアダムとイヴが智恵の木を占有した瞬間に、彼らは〈生命の木〉に近づくことを禁じられてしまいます。私たちは生命の木を失いました。生命感覚は、生命諸力を私たちの内に隠しているカーテンなのです。生命の木が私たちの認識の目から隠されてしまったことにより、私たちの時代の関心はもっぱら副交感神経系に当たる部分の自律神経系に向けられています。しかしそれでも私たちには、交感神経系と副交感神経系との関係に光を当てる課題が残されています。そう、上部と下部の自律神経系の調和を、生命感覚のなかにひとつの体《たい》として体験するための課題が。[21]——ごく当たり前であった物事の多くがいまや意識的に受けとめられなければならなくなっている私たちの時代、この混乱に満ちた時代における病気の多くは、自律神経系における不調和によって引き起こされているように思われます。

霊科学（精神科学）と一般科学が互いに隔たっている現状はけっして望ましいものではありません。私たちはこのことをはっきり意識しなければなりません。両者はひとつに統合されなければなりません。そして私たちは認識しなければなりません。生命感覚は、人間から遠ざけられてしまっている〈生命の木〉であるのだ、と。また、恐怖と羞恥の感情は、〈智恵の木〉の実を食べてしまった私たちが、私たち自身の内に呼び起こした感情であるのだ、と。このことを認識できずにいたなら、私たちは現代科学の包括的な成果と――ルドルフ・シュタイナーが私たちに遺してくれた――霊的認識とを結びつけることはできません。十二感覚の環のどの部分を切り取ってみても、そこにはそれらそれぞれの意味が見出されます。触覚の場合のそれは、地上生活の内に足を踏み入れるために私たちが通り抜けなければならなかった楽園の門の記憶です。霊的世界を後にしなければならなかった私たちが通り抜けてきたこの門の存在を、私たちは記憶の内にとどめています。そしてそれをいまもなお、触覚の知覚をとおして体験しています。私たちはいまもなお、触覚をとおして、地上世界に浸透している神的感情に触れることができるのです。

三　運動感覚と平衡感覚　1960年7月28日

私たちは二日前、触覚と生命感覚の内には〈いまは私たちの内に隠されてしまっている、かつて生命の木であったもの〉と〈私たちの内にその姿を明らかにしている智恵の木〉の記憶あるいは名残が保たれていることを明らかにすることができました。触覚と生命感覚、この二つの感覚は、私たちの内に認識能力と生殖能力として表われます。私たちはこの二つの感覚をとおして、誰の魂の内にもある三つの重要な感情を知ることもできました。不安、羞恥、恐怖。不安は触覚が持つもうひとつの側面であり、恐怖と羞恥は生命感覚が持つ二つの側面です。羞恥の感情のあり方をはっきり認識することができたなら、そのとき私たちは、人間はみなアダムとイヴのように原罪を経てきた存在であることを自覚することになるでしょう。

もちろん、運動感覚、生命感覚、触覚は、それぞれ大きく異なる感覚です。触覚は、いわば静的な感覚であると言えるでしょう。この感覚は私たちに、私たちの物質的身体の知覚を伝えます。触覚をとおして私たちは、私たちの物質的身体の形姿と硬さ‐柔らかさを知覚します。生命感覚をとおして私たちは、私たちの代謝プロセス、私たちの身体を構築‐形成する諸力を体験します。私たちはこれらのすべてを ― 身体的に何も問題がないときには ― ある種の心地好さとして感じます。生命感覚は私たちに、ある幸せ感をもたらす感覚です。カーテンを開けてその背後を見れば、私たちは生命の木を目にすることになるでしょう。私たちは私たちのあり方の心地好さを味わいます。生命感覚は、私たちに心地好さを浸透させる動的な感覚です。

私たちは運動感覚とともに、まったく新しい領域に足を踏み入れます。私たちは、私たちの身体の静的‐物質的なあり方や生きている体としてのあり方だけではなく、私たちの身体能力――〈私は私の身体を動かすことができる〉――を体験します。私たちは座れます。歩けます。飛び跳ねることができます。空間を横切ることができます。私たちは私たちの運動をコントロールすることができます…。生長していく植物あるいは動かない下等動物を思い浮かべて、自由に動ける動物と比較してみましょう。自由に動ける動物の運動感覚はどのようにして目覚めるのか！ その動物は物質的存在である以上のもの、生命《いのち》を持つ存在である以上のものです。なぜなら運動感覚が発達すると、そこにはエーテル的・魂的存在の最初の体験が生じるからです。これは、いわば革命的な一歩を意味します。さて、やはりここにも三つの問いが生じます。運動感覚をとおして、私たちはいったい何を体験することになるのだろうか？ この感覚の器官はどこにあるのだろうか？ 私たち人間にとって、運動感覚はどのような意味を持つのだろうか？

運動感覚による知覚体験は、誰もが知っているはずであるにもかかわらず、その有り様を真に理解するのは簡単ではありません。ここでは二つの現象をはっきり区別しなければなりません。運動していること、運動を知覚していること。なぜならこの二つは、それぞれまったく異なるものだからです。私たちが歩くとき、あるいは腕を持ち上げるとき、私たちは自分が何をしているのかを知っています。

なぜなら私たちは、空間のなかのその運動様態を知覚することができるからです。喉の渇きを癒すために水を飲むときも同じです。私たちは自分が水を飲んでいることを知覚しています。また、私たちは自分が何をしたのかを知っています。しかしこれを詳しく観察すると、すでにしたことに比べて、いままさにしていることはあまり意識されていないことがわかります。すでに習得した運動をするときは、私たちはその運動を大なり小なり無意識的にしています。私たちは実際、私たちの身体深部の運動を意識していません。私たちは、私たちの身体メカニズムがいわば沈み込んでいる眠りの深みのなかで運動しています。とはいえ私たちの運動はすべて、運動感覚による知覚として、絶えず私たちに伝えられているのです。

たとえば掌《てのひら》を開いたり閉じたりするとき、あるいは腕を伸ばしたり曲げたりするとき、その相違の知覚は私たちの意識にどのように伝わるのでしょうか？　形体《フォルム》の意識がつねに前面に押し出されていて消えることなく現存していたなら、そこにはこの形体の変化に関する意識はけっして生まれないでしょう。さまざまに変化する私たちの運動様態は、身体形体というぼんやりとした背景のもとに知覚され、私たちの意識に浮上してきます。これはしかし神経系によって知覚されるのではありません。この知覚は物質的-身体的なものではありません。たとえば私のこの右腕が切断されたとしても、私はこの右腕の意識を失いません。切断されてしまっていまはないこの右腕に——何千という事例が報告されているように——私はなおも痛みを感じますし、さまざまな知覚を体験します。[22] 私たちの身体形体、触覚、生命感覚は、すでにお話ししたように、つねに背景として存在しています。運動感覚それ自体は、身体の全体的形体の背景のもとに、さまざまな運動様態が奏でるメロディーを知覚しています。つねに運動があり同時に運動感覚が働いているところならどこでも、音色と音楽の法則を適用することができるのです。運動感覚をその身体的束縛から解き放つことができたなら、この感覚は自ら立ち上がり、美しい鳥のように遠くへ羽ばたいていくでしょう。運動感覚は、私たちの身体につながれている鳥のようなものなのです。

オーケストラが奏でる協奏曲のなかのヴァイオリンとピアノそれぞれのメロディーを私たちが聞き分けることができるなら、それは私たちが、私たちの運動感覚を覆っているヴェールをほんの少し持ち上げて、そこに風を通すことに似ています。もし私たちが運動感覚を解き放つことができたなら、それは一羽の鳥、ひとつのメロディーになるでしょう。この感覚は、音楽に向けられている感覚、空へ向かって羽ばたいていく感覚です。こうして私たちは、ルドルフ・シュタイナーのことばを理解することになるのです。運動感覚は私たちに、現に私たちが持っている自由の感情を与えてくれています。なぜなら私たちは人間の魂を持っているからです[23]。それは私たちに固有の、自由な魂の体験であるのです。

運動感覚（Bewegungs-sinn）器官は、脊髄と中枢神経系の、いわゆる運動神経系（motorisches Nervensystem）です。脊髄を起点とする20の神経対が運動知覚を伝えてきます。それらはひとつの大きな、竪琴のような楽器を形成しています。そしてさまざまな運動が、さまざまなメロディー、さまざまなハーモニーを奏で、さまざまなリズムを刻みます。運動感覚は、連続的に奏でられているこの音楽を私たちにかすかに気づかせます。耳の聞こえない ― 非常に繊細な感受性を持つ ― 人々は、オーケストラに背を向けて坐っていても、いま何が演奏されているのかを言い当てることができます。これは、彼らがその演奏を聞いているからではなく、その演奏を感じているからです―私たちが私たちの運動様態を、運動感覚をとおして感じているのと同じように。

私たちは私たちの運動感覚と私たちの運動とともに、いわば舞台の上にいるのです。私たちは動きまわります。私たちは朗誦します。私たちは私たちの身振りをとおして、私たちが感じているものを表わします。身振りはひとつの言語形体なのです。ことばから成るのではなく、運動から成る言語形体。運動感覚は舞台俳優のためのひとつの道具なのです。私たちは人間の魂と出会います。運動感覚は魂の内に生起するものすべてを模倣します。人間の内なる運動のもっともすばらしい表現は歌声であり、その純粋な音色とメロディーです。そして人間はその内で、自らを超えて立ち上がります。歌は運動感覚の子どもなのです。

平衡感覚はこれまでの感覚とはまったく異なる領域にあります。触覚は私たちを物質界と結びつけ、運動感覚は私たちを、アストラル界、魂の世界と結びつけます。平衡感覚の領域に足を踏み入れるやいなや、私たちは人間の本質を成すものと結びつきます。そう、私たちはそこに、足裏を大地につけてまっすぐ立ち、頭を上方へ向けて支えている人間を見るのです。人間のこの姿は、人間の平衡感覚のあり方を表わしています。

平衡感覚の内で融合している二つの事象を識別することは重要です。大部分の動物はバランス(Balance)を身につけているだけで、平衡(Gleich-gewicht)を知りません。彼らは彼らの身体姿勢を三次元空間にあずけ保っています。平衡感覚が可能にしてくれる直立姿勢を保っているのは人間だけです。[24] ルドルフ・シュタイナーは平衡感覚について語ったとき、この感覚が伝えてくる体験を《内的平静(innere Ruhe)》の体験として描写しています。[25] 私たちはある場所から他の場所へ移動しても、私たちの身体の内に息づいているものを後に残すことはありません。また、もし私たちが飛ぶことができたとしても、私たちは私たち自身のままにとどまりますし、明日も、きょうの私のままにとどまります。私たちは本質的に時間に左右されない存在なのです。そして、時間に左右されないこの平衡感覚のあり方が、私たちの身体から、私たちの魂の内へ放射します。私たちは私たち自身の霊性を感じます。[26]

平衡感覚は私たちの直立姿勢を保ってくれているだけではありません。何かにつまずいても転ばないように、私たちに身体の平衡を保たせてくれています。また、私たちの周囲の空間が回転し始めたとしても、私たちはこの内的平静、内的持続性を保ちつづけることができるでしょう。たとえば、この講演が終われば、私はこの空間《ホール》を後にして自宅へ向かいますが、そのとき私は、私の身体の内の私自身を自宅へ一緒に連れていきます。私たちがこれを当然のことと見なさずに、私たちは私たちの身体を大地の上にまっすぐ立たせ移動させているということを、そしてその際、私たちはいつも私たちのままにとどまっているということを真に理解して初めて、私たちは平衡感覚のあり方のおぼろげな理解に到ることができるのです。

平衡感覚が損なわれている患者を持つことは、医者の背にきわめて重い荷を負わせます。なぜなら、そのような患者は自殺に向かうことがあるからです。平衡感覚を失うということは、起こり得ることのうちでもっとも苦しい体験のひとつです。私たち自身の運動を地球や太陽の運動にぴったり重ねるよう強いられたなら、そう、宇宙の諸力が私たちの身体に入り込んできて、私たちを、内なる直立姿勢を保持する力を持たない存在、周囲に生じるすべてのものに心を動かすことのできない存在にしてしまったなら、私たちの魂は、考え得るかぎりの恐ろしい試練に耐えなければならないことになるでしょう。

平衡感覚は私たちにどのような体験を伝えてくるのでしょうか? 私たちが直立姿勢を保っているときは、私たちはこの感覚に気づきません。そのとき私たちが体験しているのは、私たちの内には空間と時間から自由な霊が浸透している、という確かさだけです。触覚、生命感覚、運動感覚は、無意識の深みに沈んでいます。しかし私の内には、〈私はいつどこにいようとも、つねにひとりの同一の人間である〉という霊的確信が存在しています。この確信、この内的平静は、平衡感覚によって、私のいまとここに、つねに保たれているのです。

私たちに直立姿勢を保つ能力を与えている器官を見つけ出すには、ここでは大まかに述べることしかできない多くの知識が求められます。下等動物はすべて、彼らにバランスを保つ能力を与えているただひとつの器官、平衡胞を具えています。これは、地球や宇宙のように丸い、小さな器官、そのなかに透明な液体を満たしている器官です。この胞の内側にはきわめて繊細な毛（感覚毛）が生えていて、非常に微小なものでありながらそれぞれに大きさの異なる、さまざまな物質の結晶体（耳石）を支えています。秩序立ったひとつのコスモス全体が、このようにも微小な器官の内に護られているのです。天と地と、そのあいだに見出されるきわめて微小な結晶体、惑星。下等動物のすべてが、この平衡胞と、胴体からはっきり分離されていない頭部を具えています。彼らの身体が動くと、平衡胞とそのなかの結晶体も動きます。そしてその結果、平衡胞はひとつの頭部のように振る舞います。一方、脊椎動物には平衡胞はありません。なぜなら、頭部自体が平衡感覚機能を引き受けているからです。この頭部は硬い骨を具えています。そして耳の後ろのその硬い骨のなかに、長く引き伸ばされた平衡胞のような形をした新しい器官（前庭）がつくり出されました。この器官は循環する液体を満たした三つの管（三半規管）を具えていて、それらはそれぞれ互いに直角をなすよう構築されています。つまり人間と高等動物の平衡感覚器官は、頭部のしかるべき箇所で直角に交わる、三つの空間方位に向けられています。[27]

たとえ私たちが気づいていなくても、私たちは私たちの平衡感覚器官にこの上ない恩恵を被っています。半円形をした三つの管は私たちに、私たちの頭部の位置と筋肉系全体つまり私たちのあらゆる身体運動 ― たとえば歩いたり屈んだりする運動など ― との関係を知覚させてくれています。この半円形の三つの管の働きは、私たちの身体の化学的プロセスにまで及んでいます。それはたとえば筋肉に強く作用して、筋緊張と凝血をもたらします。私たちの眼の動きがこの驚くべき器官のなかの液体循環と密接につながっていることを思い浮かべるなら、私たちは、平衡感覚は私たちに私たちの直立姿勢を伝えてくるだけではなく、私たちの身体を構成している物質や私たちの身体の器官機能の内にも浸透していることを、理解することになるでしょう。しかし私たちはまだこの器官の働きをほとんど知らずにいます。科学者の多くは平衡感覚を ― たとえば消化機能のような ― 無意識的機能と見なしていて、その活動のあり方にはあまり目を向けておりません。しかしこれはひとつの感覚なのです。なぜなら、私たちが滑って転んだり、速く回転しすぎて目が回ったりしたときに、この感覚それ自体が、そのようなものとしての自らを明らかにするからです。躁うつ病は平衡感覚障害と関連しています。躁うつ病患者は、一方では深いうつ状態に入り込み、他方では過度に興奮する躁状態に入り込みます。彼らは、躁状態にあるときには自身の内にみなぎる力を感じ、不可能なことなど何もないとばかりに振る舞います。周りに誰がいようと何があろうと、そんなことはおかまいなしです。彼らは魂的にあまりにも高く舞い上がるので、彼らを取り巻く周囲の世界が彼らのもとから振り落とされてしまいます。そして彼らは、うつの深みのなかに再び投げ込まれることになるのです。

　平衡感覚は理論的に理解することができる、と私たちは考えています。しかしこの感覚を詳しく学んでいくと、そこにはさらに三つの異なる種類の神経があることがわかります。そしてそれらは私たちを、平衡感覚器官の三つの異なる部分へ向かうよう促します。そのうちの第一のタイプは7つの神経線維を持ち、第二のタイプは12の、第三のタイプは28の神経線維を持っています[28]。それら三つのタイプの神経線維は、それらを有機的に結びつけ構成しているひとつのコスモスを表わしています。

7　地球
12　太陽
28　月

これはこう考えることができるでしょう。知覚神経系は空間の三つの次元と密接にかかわる三つの性質を有している。それらは地球の運動、太陽の運動、月の運動から私たちを解放し、私たちの直立姿勢を可能にしてくれている。そしてそれがまた次第に、私たちの内的平静を保つための基盤を成すものとなる、と。私たちは自然とその諸力の作用から、また、私たちを世界と一体化させようとするものの作用から、私たち自身を解放しているのです。

子どもたちはその幼年期に平衡感覚を身につけます。彼らはまっすぐ立ち上がり、その姿勢を保ちつつ歩くことによって、この感覚を鍛えます。そしてそれをとおして思考能力を獲得し、人間的な振る舞いを身につけていきます。平衡感覚は私たちに、この人間的能力を与えてくれているのです。

四　嗅覚と味覚　1960年7月30日

私たちは先日の二回の講演で、四つの下位感覚それぞれの機能を具体的に描き出すよう試みました。そして、それらが私たちの生命と私たちの存在にとってどのような意味を持ち、私たちに何を与えてくれているかを理解するための、最初の一歩を踏み出すことができました。さて、私たちはきょう、あるまったく新しい領域に歩を進めます。中位感覚（嗅覚、味覚、視覚、熱感覚）の領域です。

私たちは下位感覚をとおして、身体に関するさまざまな感覚知覚を受け取っています。しかし中位感覚領域に足を踏み入れると、私たちはすぐ気づきます。ここでは私たちは、ただ単に身体に関する知覚を受け取っているだけではない、ということに。この領域では、私たちに与えられ私たちが受け取るものは、私たちの周囲に存在するものに関する知覚、周囲の世界に関する体験です。ここでは、さまざまな物質の性質とその本質が、嗅覚、味覚、視覚、熱感覚によって明らかにされます。

四つの下位感覚は私たち自身の身体的体験とつながっています。しかし私たちの身体は、私たちに与えられたひとつの枠組みであるにすぎません。したがって、私たちがここで知ることができる知覚体験はその枠内のものにとどまります。中位感覚領域に入ると、私たちはもうひとつの《体《たい》》、私たちの周囲に拡がる世界の体と出会います。私たち自身の体は、周囲の、より大きくより広い、美しい体の内に存在しています。プラトンは言っています。人間は大洋の《足場》の上で生活している。ただしこの大洋は、いわば水からではなく空気から成る大洋である。世界を包み込んでいる大気圏の全体がこの巨大な大洋なのであり、私たちはその足場の上を行き来している、と。私たちの四つの中位感覚は、この大洋、この《世界の体》のあり方を明らかにする感覚です。中位感覚は私たちに意識をもたらすだけではなく、私たちの周囲に存在するものに関する知覚を伝えてくる感覚です。感覚体が下位感覚の担い手であるように、感覚魂は中位感覚を担っています。中位感覚はこの感覚魂の内に息づき、休息し、働いています。私たちが世界の温かさや冷たさを感じるとき、それは完全に個人的個別的な体験です。私たちはこの体験を他者と分かち合うことはできません。もちろん私たちは、私たちそれぞれの知覚体験を互いに比較し合うことはできますし、それを名指すことも、それについて論じ合うこともできます。しかしそれは、あくまでも私たち一人ひとりのものなのです。たとえば虹も、中位感覚領域における知覚像のひとつであると言えるでしょう。

現代の生理学者は、嗅覚、味覚、視覚、熱感覚による知覚体験を私たちの判断によるものと見なしていますが、それは彼らの考え違いによるものです。匂いも味も、物質的組成を表わす化学式よりもずっと現実的です。匂い、味、見られたもの、熱は、私たちがそのなかに置かれている世界の体の現実です。四つの中位感覚と世界の体とのこの関係は、私たちすべての人間にとって同じです。したがって、ここでなされる体験は個人的なものではありますが、その体験について、私たちは互いにことばを交わすことができるのです。

匂いを運ぶのは空気の要素です。しかし匂いとはいったい何なのでしょうか？　何か匂いを嗅いだとき、私たちは何を体験するのでしょうか？ 味をもたらすのは水の要素、液体です。唾液が食べ物を溶かしてくれなければ、舌はそれを味わうことができません。光（と影）によって明らかになるのは、光を反射するもの ― たいていは固体状のもの ― の表面とその色彩です。熱感覚をとおして、私たちは熱の要素を体験します。しかしこれらの要素、空気の要素、水の要素、固体の要素、熱の要素は、その内に何を担っているのでしょうか？ 熱は熱をもたらします。固体は光の存在を明らかにします。水は音エーテルを担い、空気は生命エーテルを担います。これが、四つの中位感覚が私たちに伝えてくる体験の二重の四つ組です。[29]

嗅覚 ―― 空気 ―― 生命エーテル
味覚 ―― 水 ―― 音エーテル（＝化学エーテル）
視覚 ―― 地 ―― 光エーテル
熱感覚 ―― 熱 ―― 熱エーテル

従来の生理学は嗅覚と味覚を化学的感覚と呼んでいます。なぜならこの二つの感覚は、物質の化学的性質を明らかにする感覚だからです。嗅覚と味覚の相違は何か、と心理学者に訊ねれば、彼はきっと肩をすくめて答えるでしょう。両者のあいだに大きな相違はない、と。実際、私たちは香りを味わうこともできますし、味を嗅ぐこともできます。両者は互いに、密接に関連しています。この二つの感覚は私たちに、私たちの周囲にあるものが私たちにとって有用なものであるのか危険なものであるのかを — ある程度まで — 判断させてくれています。

嗅覚器官と味覚器官は私たちの顔の真ん中にありますが、これには何か意味があるはずです。嗅覚器官はなぜ鼻腔の奥にあるのでしょうか？ 味覚器官はなぜ舌なのでしょうか？ 鼻と口はなぜ顔の真ん中にあるのでしょうか？ これを胎生期にまで遡って観察すると、この二つの器官は二つの側から発生し、最終的にひとつにつながることがわかります。たとえば口唇裂は、この発達プロセスが最終的にひとつに合流しなかったことから生じます。嗅覚と味覚が私たちに伝えてくる知覚は、観察すればするほど、容易に識別し得るものではないことがわかります。両者はいわば二つの側から機能して、物質の性質を明らかにしています — 周囲の世界の物質実体の性質を、空気の側と水の側から、私たちの魂に伝えてきます。

ここに、生物すべてに見られる二つの側面、男性の側と女性の側が明らかになります。この二つ組（二元性）はすでに鼻と口に表われており、[★] 両者は、物質の性質、私たちの周囲に拡がる世界の体の性質を明らかにするために共働しています（このことに関しては、《発生学と世界の発生》— カール・ケーニヒ講演録／石井秀治 訳／耕文舎 刊 — の第二講演でも言及されています）。[30] 私たちは眼と鼻で泣き、口と耳で笑います。ルドルフ・シュタイナーが笑いと涙の本質について述べている講演録を読めば、人間の魂のこのごくふつうの反応の背後には非常に重要な意味が隠されていることがわかります。匂いと涙、味と笑いはつながっているのです。

私たちは何をどのように嗅いでいるのでしょうか？ 私たちはさまざまに異なる何千もの匂いを嗅いでいます。嗅覚の知覚にはスペクトルはありません。私たちは〈何か… のような匂いがする〉としか言えません。なぜなら匂いは個々それぞれに特殊なもの、それらを名指し描写することばの数だけ存在するものであるからです。

匂いはすべて元のものを持ち、元のもの個々それぞれの性質を明らかにしています。匂いは、ある物質が熟し、分解し、気化し始めると発生し、その物質の内的性質を私たちの嗅覚に伝えます。私たち人間の嗅覚ほど敏感なものはありません。私たちの嗅覚以上に、物質の性質を正しく認識することは何をもってしてもできません。微量分析も例外ではありません。私たちの嗅覚は1ミリグラムの十兆分の一でさえも嗅ぎ取ります。この感覚器官は、私たちの周囲の世界の物質を構築しているもの ─ ルドルフ・シュタイナーが生命エーテルと呼んだもの ─ の深部の性質を感じ取ります。私たちが嗅いでいるのは、いわば物質の自我存在の像なのであり、だからこそ嗅覚器官は、私たちの自我の中心点が存在している秘密に満ちた点、鼻と額が出会う点の背後に正確に置かれているのです。

私たちは匂いを記憶することはできません。これは誰にもできません。しかし一方、ある特定の匂いの知覚は、ある記憶の波を浮上させます。たとえば、ある特定の花の香りは私たちに、私たちの子ども時代の記憶を思い起こさせます。私たちに匂いを記憶する能力はありません。しかし私たちはある匂いを嗅ぐやいなや、〈あゝ、これはあの匂いだ〉と認識することができるのです。嗅覚器官は鼻根の内部にある神経終末から成っています。この神経線維は篩骨《しこつ》を通って脳のなかにまで達しています。

私たちが考えていることを、ある動物は鼻で嗅ぎ取ります。[31] 動物は考えることができません。しかし彼らは嗅ぐことができ、嗅ぐことによって、彼らの周囲の個々さまざまな事物を識別することができるようになっていきます。あたりをうろついている犬を思い浮かべてみてください。その犬は他の犬に出会い、餌を見つけ出し、周囲の環境を一つひとつ経験していきます。嗅覚はその犬に、それらの事物すべてを仲介します。いわゆる原始的な民族は、私たちよりずっと包括的で鋭敏な知覚能力を身につけています。人間は、動物、植物、自然の諸力すべてに関する明敏な意識を身につけています。

嗅ぐということばには二重の意味があります。これは当然のことです。なぜなら、ことばの叡智はすべてを包括しているからです。〈触れる〉は〈嗅ぐ〉に変わります。外からの意志の能動性と内からのそれが出会います。意志が意志に出会います。私の意志が、私の外にあるものの意志に気づきます―私は何かの匂いを嗅ぎ、私自身もある匂いを発散する。―ルドルフ・シュタイナーは言っています。嗅覚が有する最深部の能動性に自らをまるごと委ねることによって、神との神秘的合一を体験することができる人間がいる、と。[32] これは、私の自我と他者の自我との合一の感情が生じることを意味します。私たちは世界と一体化し、神と結合します。ひとつの感覚が意味するものを真に全的に認識することができたなら、私たちはきわめて重要な認識を得ることができるでしょう。

味覚と嗅覚は大きく異なっています。味覚はとても複雑な感覚です。健康な赤ちゃんの味覚は、私たち大人の味覚よりもずっと集中的で本質的です。哺乳瓶の乳首を吸っている赤ちゃんの口元や、手指や足指を見てください！ 彼はミルクを全身で味わっています。歳を重ねていくにつれ、私たちは次第に味わえなくなっていきます。多くの人は味わうことさえ忘れて、口に含んだ食べ物をほとんど噛まずに呑み込んでしまいます。数年前のことですが、呑み込む前に30回噛むことが推奨されました。皆さんもこのやり方で新鮮なサラダ菜や梨を味わってみてください。そうしなければ味わうことのできないエーテル諸力の存在に気づくことになるでしょう。意識的に味わい、意識的に嗅ぐことによって、私たちはみなある程度まで、いわば透視することができるのです。なぜならそうすることによって、地球のあり方が明らかになるからです。そう、塩辛い苦味、酸っぱい味、甘い味は、エーテルの味なのです。この、いわゆる味の諸傾向をもって、私たちはすでに匂いと味との本質的な相違を体験しています。匂いは星の数ほどにも、あるいはことばの数ほどにも多様です。一方、味は、色彩のスペクトル ─ 青から緑、黄、オレンジを経て、赤、真紅に到るスペクトル ─ に似た、ある一定のスケール内にあります。このような味の傾向をひとつのスケールに配列してみると、塩辛い苦さ、酸っぱさ、甘さは、生長していく植物の根の塩辛い苦さ、葉の酸っぱさ、花と果実の甘さに当たることがわかります。

ルドルフ・シュタイナーは、第一ゲーテアーヌムの建設現場で働いていた労働者たちに向けた多くの講座のうちの一講座の全部を、嗅覚に当てて行なっています。[33] 彼はその講座のなかで言っています。地球は何兆という鼻で覆われている。なぜならすべての植物一つひとつが、根本的には一つの鼻に他ならないのだから、と。いったい彼は何を言おうとしたのでしょうか？ 栗（セイヨウトチノキ）は金星の諸力を含み持っていて、金星の匂いを放ちます。一方、スミレは水星の匂いからつくり出されます。[34] ひとつの惑星、あるいは二つ、三つの惑星が、それらのエーテル諸力を放出していて、ひとつの、あるいはいくつかの植物がそれらの匂いで満たされます。植物はひとつの匂いによってつくり出されます。しかし植物はみな、四つの器官、根、葉、花、果実を持っており、それらは塩辛い――、苦い――、酸っぱい――、甘い味《アロマ》がします。私たちは物質の内的性質を嗅ぎ、物質の働き ― 物質の内の成長諸力、形成諸力（Bilde-kräfte）― を味わいます。

匂いは触れることから生じ、味は生命を持つものの領域から生じます。匂いの内では意志と意志が出会い、味の内では感情と感情が出会います。私たちの舌は味覚の器官です。舌は、私たちの頭部の下部から突き出ている筋肉ですが、そもそもは消化管つまり腸から発生した筋肉です。動物の多くは人間のそれよりも大きい鼻と舌を持っています。なかには比較にならないほど巨大なそれを持つ動物もいます。かつて舌は、強烈な欲望（Gier）を実現するための器官でした。そう、そのような時代があり、そこでは舌は、捕獲し、噛み砕き、呑み込み、消化する器官だったのです。しかしその欲望は次第に克服されていきました。欲望の内に表われていた強い意志は、繊細な味覚、繊細な感情に変わっていきました。

私たちは匂いを嗅ぐことによって周囲の世界のなかにより深く入り込みます。なぜならそこでは、私たちの内なる意志の能動性が外界のそれと出会うからです。しかし味覚においては、内からの意志がいわば一歩後退している、と言うことができるでしょう。私たちにはいわゆる好き嫌いがあり、《苦い感情》、《人好きのする（甘い）人柄》、《不快な（酸っぱい）反応》等々について語ります。いま私は、単にことばのニュアンスについて話しているのではありません。魂に関する現実的な知覚について話しています。味に関する好き嫌いがはっきりしていればいるほど、他者に対する私たちの共感と反感も、よりはっきり表われます。私たちはこうしたことを、私たちの味覚をとおして何度もなんどもくりかえし学んでいかなければなりません。もうひとつの別の物質実体を、あるいはもうひとりの別の人間を《味わう》ことができるようになるために、私たちは何度もなんどもくりかえし、私たちの欲望に打ち勝っていかなければなりません。私のこの講演が人類学に関する講演であったなら、私はこの講演全体をいわゆる接吻《キス》事象に当てることができたでしょう。なぜならキスは、味覚から生じた必然的なメタモルフォーゼであるからです。

赤ちゃんは身体全体で味わいます。しかしまた私たちも、時には身体全体で味わうことができます。なぜなら私たちの器官（臓器）はすべて、味わうことのできる成分で満たされているからです ― 私たちの胆汁は苦い味がします。私たちの血液は甘い味がします。そして、私たちの尿は酸っぱい味がします。[35]

私たちの臓器と体液はある味《アロマ》を持っています。とはいえ、もはや私たちはその味を、病気になったときにしか味わうことができません。胃の調子が悪いとき、私たちは胃の苦さと酸っぱさを味わいます。私たちの身体は味で満たされています。しかし、私たちの頭部機構は匂いの機構です。― さて、いまや私たちは、鼻はなぜ頭部の下方へ向かってつくり出され、舌と口はなぜ身体の上部へ向かってつくり出されるのかを理解することができるでしょう。嗅覚と味覚の内で頭部と身体が出会い、一体となって、私たちの周囲に拡がる世界の体のあり方を私たちに明かします。この体験は、下位感覚が私たちに伝えてくるものとはまったく異なる体験です。

こう言うことができるでしょう。私たちは高次の認識に到るための道 ― イマギナツィオン（Imagination）からインスピラツィオン（Inspiration）を経てイントゥイツィオン（Intuition）へと向かう道 ― を意識的に歩んでいくことができます。[36] 私たちが嗅ぐとき、私たちはイントゥイツィオンの低次の段階《ステージ》にあります。これは修行によって誰にでも可能になる、神的なものとの神秘的合一感情を体験するステージです。私たちが味わうとき、私たちはインスピラツィオンの低次のステージにあります。ここでは、世界の諸物質の形成諸力が味のフォルム★の内に明らかになります（47-48ページに言及されている、〈物質の内の成長諸力、形成諸力〉の〈塩辛い―、苦い―、酸っぱい―、甘い味《アロマ》〉のフォルム）。

私たちは私たちの味覚の助けのもとに、これほどにも遠くへ行くことができるのです。

五　視覚と眼　1960年8月1日

これまで私たちは四つの下位感覚について、また四つの中位感覚のうちの二つの感覚、嗅覚と味覚について話してきました。さて、きょうのこの講演では、もうひとつの中位感覚だけを取り上げて、集中的にお話ししていこうと思います。なぜならきょう私たちは、大きな誤謬を抱え込んでいる感覚生理学の領域に足を踏み入れることになるからです。つまり、きょう、私たちが取り上げるのは視覚です。ここでは、感覚生理学の問題点がもっとも純粋なかたちで明らかになるのです。

見るという行為はどのような経過をたどるのか？　あるいは色、光、形体の知覚に関して、眼はどのような役割を演じているのか？　この問題に関して、現代の感覚生理学はほとんど何の理念も持ち合わせておりません。これは驚くべきことです。呼吸するためには空気が必要であるように、私たちの生活は私たちの眼に大きく依存しています。―私たちは眼を、あらゆる側から観察することができます。しかしその機能の仕方に関しては、ほとんど何も知ることができません。眼の機能に関するルドルフ・シュタイナーの示唆がなかったなら、私たちは大きな謎の前に立ち尽くすことになったでしょう。私たちはこの問題にさまざまな側面から接近《アプローチ》していかなければなりません。しかし皆さん、私たちはどのように見るのかという問題については、私の答えをあまり期待しないでいてください。私はただ問題のいくつかに光を当てることしかできません。——まずは眼を、現代の科学がするように感覚生理学の観点から観察していきましょう。そうすれば私たちは、〈私たちはどのように見るのか〉という問題に答えるための、もうひとつの別の道を見出すことができるでしょう。

　ある観点から見れば、触覚と視覚はつながっています。私たちの身体を包んでいる皮膚の、暗い内側の面を思い浮かべてください。それは、私たちに私たちの身体の枠組みを与えている暗い仕切りに他なりません。これに対して、目は光に向かって開きます。光と色彩に満ちた世界が、眼をとおして私たちの周囲に拡がります。このように、触覚と視覚とのあいだにはきわめて明らかな対照性が見られます。視覚の世界では、まるで魔法の舞台を見ているかのようなことが起こります——目が開きます。すると、太陽が昇ると星々が消えてしまうように、他のすべての感覚が消えてしまいます。ルドルフ・シュタイナーは視覚について次のようなことばを遺しています。人間は世界を見わたすために創造されたのではない。そうではなく、人間はその視覚をもって自分自身を感じる可能性を手にするべきだったのだ、と。[37] 私たちは私たちの眼の内部を体験するべきだったのです。しかしそのようにはなりませんでした。そう、そのようにはならず、その代わりに私たちの目が開いたのです。そしてこの開いた目によって、この上なく美しい世界が私たちの周囲に拡がることになったのです。

　今日の科学は次のように考えています。外界の像は、眼の裏側、網膜上に逆さまに投影される。その像は、視覚神経により、何らかの仕方で、そこから脳の後部へ運ばれる。そしてそれは再び逆さまにされるので、私たちはそれを正しく《見る》ことができることになる、と。このような考えは、私には問題として取り上げる価値のないものに映ります。このような説明を否定している科学者もいることはいます。とはいえ彼らも、〈私たちはどのように見ているのか〉ということに関しては多くを知らずにいるのです。科学的研究はすべて、見ることにもとづいています。しかし私たちは、それがどのように機能しているのかを知りません。ある観点から見れば、眼は光学的な道具、けっして精密なものではない一種のカメラです。しかし眼が健康であれば、私たちはこの道具に不満を抱くことはありません。なぜなら私たちは実際、この道具のおかげでとてもよく見ることができるのですから。眼が太陽の子どもでなかったなら、どうして光を見ることができたでしょう？[38] ゲーテはこう考えていました。眼は太陽の光によってつくり出された。だからこそ私たちは、この器官をとおして世界の光を見ることができるのだ、と。

眼は、きわめて細かく区分されている器官です。他の感覚器官はほとんど目立たないあり方をしているのに対して、眼の内部には、まるで他の組織から隔離されなければならなかったかのように局在している、非常に複雑な組織が見出されます。そのなかに眼球を入れている眼窩は、頭蓋骨に穿たれています。眼の前面には丘状にふくらんでいる透明な角膜がありますが、眼それ自体は球形です。角膜の後ろには暗い色をした瞳孔があり、瞳孔の周囲には虹彩があります。眼の奥の面は網膜で覆われています。網膜は、視神経とともにひとつにまとまった器官を成していることから、脳の一部と見なされています。眼窩は、透明な物質、硝子体で満たされています。硬い外皮のような強膜と角膜は、眼の外層を形成しています。第二の層は、そのなかを血液が循環するいきいきとした組織、いわゆる脈絡膜です。第三の層、網膜は、きわめて複雑に形成されています。網膜は、水晶体を通り眼球の暗い空間に入って来る光と戯れることのできる器官です。水晶体はいくつかの筋肉によって運動し、私たちが見ようとするものに焦点が当たるように、その形体を変化させます。

これは眼の基本的な解剖像です。しかし眼はどのように発達したのでしょうか？　胎生期における眼の発達過程を知ることなしに、私たちは眼のしくみを理解することはできません。

眼は脳の一部です。胎児の発生後、第五～第七週のあいだに、前脳のしかるべき部位に杯《さかずき》状の肥厚が生じます。これは、未発達な段階にある網膜です。この肥厚は、胎児の皮膚へ向かって生長していきます。同時に、胎児の皮膚も発達し始めていきます。この部位の皮膚は内側へ向かって陥入していき、そこにひとつの小胞つまり水晶体をつくり出します。そう、水晶体は皮膚の一部だったのです。胎児の眼は後に再び閉じて、その部位の皮膚から、その他のすべての部分が内側へ向かって発達していきます。そしてこの間に、眼は、カキが真珠を抱き込むように、その内部に ― まるでルチフェルの冠からこぼれ落ちた宝石のような ― 水晶体を取り込みます。こうして私たちの目は開きます。そして私たちは自分自身の内部に目を向ける代わりに、外の世界を見ることになるのです。

眼の、この形成プロセスは、二つの感覚器官、眼と耳とを比較することによって、より明らかになります。耳（平衡感覚器官）は次第に、頭骨の、何の衝撃もとどかないもっとも静かな部位のなかに ― まるで退却していくかのように ― 入り込んでいきます。眼にはこれと反対の身振りが見られます。眼は、皮膚へ向かって内から外へ発達していきます。そしてそこから、非常に複雑な眼のしくみがつくり出されていきます。眼は絶えず動いています ― 私たちが眠っているときでさえも。私たちが夢を見ているときにも眼球は動いていますし、瞳孔の大きさも変化しています。眠りから覚めた私たちが外の世界を見ているときは、眼は絶えず動いて焦点を調整しています。眼は、もっとも活発に運動している、もっとも繊細な器官です。眼は、狩人のように獲物を待ち受け、戦士のように銃を構えています。私たちは見ることにあまりにも慣れてしまっているので、もはや自分の眼の動きに意識を向けることはありません。私たちの左右の眼の動きは連動しています。通常は右眼の動きの方が優勢で、左眼はその動きに順応しています。

眼は、昆虫など節足動物の世界に属しています。昆虫の眼は他のすべての動物の眼と違い、他の組織を押し分け光へ向かい、ついには頭部からとび出します。これは、光を渇望する昆虫のあり方を如実に表わす身振りです。昆虫の卵と幼虫は暗がりのなかに置かれます。しかしそれはどこに置かれようとも、光へ向かって成長していきます。この、光を求めて暗がりから抜け出していく昆虫の成長プロセスは、感覚生理学のもっとも基本的な問題の在処《ありか》を明らかにしています。私たちは、〈私たちはどのように見ているのか〉を知らずにいるだけではなく、たとえば、夜空の流れ星のような〈動いている対象を私たちの眼が追うことができるのはなぜなのか〉も知りません。私たちの眼が、遠ざかっていく対象をそれと同じ速度で追うことができるのはなぜなのでしょうか？　遠くにあるものが近くにあるものよりも小さく見えるのはなぜなのでしょうか？　遠くに人影を見たとき、それが子どもであるのか大人であるのかを、私たちは特に考えたりはしていません。近くにいるか遠くにいるかにかかわらず、目に入った人物が子どもであるのか大人であるのかを、私たちは瞬時に識別しています。

左右の眼を動かす筋肉はそれぞれ七つあります ― 手足の関節がそれぞれ七つの筋肉を持つように。眼球は、その筋肉をあらゆる方向に動かすことのできる理想的な関節なのです。したがってこう言うことができるでしょう。眼は、私たちを《歩きまわらせてくれる》いわば小さく縮んだ手足のようなものなのだ、と。私たちは私たちの眼で歩き、私たちの眼でつかんでいるのです。

眼の裏側にある網膜は、血管を持たない紫紅色の色素（視紅＝ロドプシン）層です。視紅は光が当たると褪色し、光が遮られると回復します。ここでの眼の働きは、手足にではなく、胸部領域の働きに似ています。血液が心拍リズムとともに運動しているように、光は、私たちが吸い込み吐き出す空気のように、流れ込み流れ出て、眼球の裏側にある視紅に働きかけます。そして私たちはその働きかけのもとに、さまざまな色彩を見るのです。

では最後に水晶体を取り上げましょう。水晶体は、見られたものにつねに平衡《つりあい》をもたらすことができるようにつくられています。周囲の全空間、空間的つり合いとプロポーションのすべてが、眼によってとらえられます。

いまや私たちは、眼の現実的な意味に関するぼんやりとした感触を手にしています。実際、眼は、四つの下位感覚（触覚、生命感覚、運動感覚、平衡感覚）のための、また、これら下位感覚の身体的知覚体験が私たちに伝えてくるもののための収集家なのです。眼球のなかでは運動感覚が働いています。網膜があらゆるものの形体を、光を反射することによってとらえるとき、そこには触覚が働いています。水晶体がその厚みを変えることによって空間的つり合いとプロポーションを伝えるとき、そこには平衡感覚が作用しています。このように、四つの下位感覚は眼のなかで統合されています。そして、内的‐身体的に感じ取られ体験されたものは外界に投影され、そこに知覚像が形成されます。視覚は、私たちに周囲の世界を瞬時に明らかにする、統合する感覚としてのあり方を明かします。

眼は身体的‐物質的器官のひとつです。眼それ自体は見ていません。見ているのは自我（私）です。眼はすべてを見ていません。すべてを見ているのは自我なのです。ルドルフ・シュタイナーは1920年2月13日の講演で、眼とその機能について述べています。[39] 私たちが何かを見ているとき、私たちの眼のなかに生起している事象は、そこに私たちの意識、私たちの自我を関与させている、と。―私が視力を失ったとき、私が失うのは見る行為ではありません。見る行為の知覚です。なぜならそこでは私の自我が、見る行為から締め出されることになるからです。眼は自我の知覚器官です。見る行為にはまったく関与していません。しかし眼のしくみは、自我に、眼を自由に使う可能性を与えています。

目が見えない子どもたちと接していると、彼らは周囲の世界を〈見留める（erblicken）〉ことができる、ということに気づきます。しかしまた、彼らが見留めるその世界はきわめて混沌としている、ということにも。この混沌とした印象は、もうこれ以上そのような世界から傷つけられないようにと、彼らを外の世界から退かせてしまいます。しかし、色光療法《セラピー》を介して彼らの眼を刺激して、活動的な器官にしていけば、私たちは彼らの眼を、見る行為のためにゆっくり目覚めさせていくことができるのです。子どもたちが彼らの魂と彼らの自我をもって行なうことが、見る行為を必然的にもたらすことになるのです。これはつまり、見る行為がひとつの器官としての眼と再びゆっくり結びついていくことになる、ということです。彼らは白いスクリーン上の色光の動きを眼で追えるようになり、それがどこにあっても、その色光面を〈見る〉ことができるようになるのです。なぜならひとつの器官としての眼が―たとえ盲目であっても―覚醒され、それによって、自我が、それをとらえることができるようになるからです。[40] 私たちは自分の考えを意識を集中してとらえますが、それと同じように、眼は、下位感覚をとおして私たちの自我をとらえて、空間の拡がりのなかへ押し出します。自我と眼はきわめて緊密につながっています。私たちの自我は、私たちの眼によって世界のなかにはめ込まれています。そしてこの眼の中心には――ルチフェルの冠からもたらされ、生まれつつある眼の杯のなかに置かれた――水晶があるのです。

これまで述べてきた事柄は、今日の時点で見出すことのできる、見る行為と視覚の働きを理解していくためのいくつかの手がかりでしかありません。しかし私たちはあるいは理解することができるかもしれません――私たちの過去の行為を償うために聖なるミサの場に聖杯が取り出され、司祭がそのなかに聖なるサクラメントとしてのパンをひとかけ裂き入れることを。眼は私たちに見ることの歓びを与えてくれました。しかしそれは眼がもたらした原罪なのです。とはいえ眼は、私たちに世界を開いてくれる光です。私たちは光を見ているのではありません。光の反射を見ています。光と闇の相互作用としての色彩を見ています。眼は、原罪の帰結なのであり、私たちの周囲の世界の美しさ、素晴らしさを、私たちに見させてくれる器官なのです。

六　熱感覚　1960年8月3日

さて、きょうは、熱感覚は私たちにとって非常に不思議な感覚であるということを示すことになる、ある〈実験〉から始めようと思います。しかしその前に、この感覚の十二感覚の環のなかでの位置について言及しておきましょう。それというのも通常の科学は、熱感覚を下位感覚領域 ― 触の体験、痛みの体験、振動の体験がなされる領域 ― に属するもの、つまり私たちが私たち自身の身体を体験する感覚領域に属するものとしていますが、ルドルフ・シュタイナーは熱の感覚知覚を、それとはまったく異なる位置にあるものと見なしているからです。

ルドルフ・シュタイナーは熱感覚に、感覚の環のなかの非常に《高い》地位を与えています。とはいえ私たちはそれをそのまま受け入れるのではなく、私たち自身で現実的に考えていかなければなりません。熱感覚はなぜ視覚と聴覚のあいだに位置しているのでしょうか？　視覚よりも上に、聴覚よりも下に。

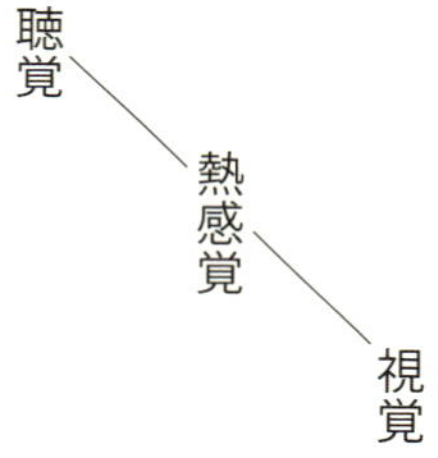

実際、熱感覚は、中位感覚領域から上位感覚領域へ向かう道の途上に置かれた門なのです。しかしなぜなのでしょうか？　この重要な感覚を理解するために、また、ルドルフ・シュタイナーはこの感覚になぜこの位置を与えたのかを理解するために、私たちは一歩ずつ、歩を進めていかなければなりません。

では〈実験〉を始めましょう。この実験は誰もがすることのできる簡単な実験です。—さて皆さん、皆さんの前に三つの洗面器があると考えてください。右の洗面器には熱いお湯が、左の洗面器には冷たい水が、真ん中の洗面器にはぬるま湯が入っています。右手を熱いお湯に浸け、左手を冷たい水に浸して、しばらくのあいだそのままにしておきます。そして、右手が熱くなり左手が冷たくなったなら、両手を真ん中のぬるま湯に浸してください。さて、私たちは何を体験することになるでしょうか？　私たちは左手を温かく感じ、右手を冷たく感じます。私たちが科学者であったなら、熱感覚の信頼性を疑わせるようなこの現象をどのように説明するでしょうか？　このように、同じ温度がまったく違って知覚されることがある以上、熱感覚が私たちに伝えてくる情報は全面的に信頼することはできない、ということになりはしないでしょうか？

このようなことは他の感覚領域にも生じます。たとえば、今度は三つの洗面器の代わりに、三つの部屋—暗い部屋、明るい部屋、その中間の薄暗い部屋—を考えてください。ひとりは暗い部屋に、もうひとりは明るい部屋に入ります。そしてしばらく経った後、二人とも薄暗い部屋に入ってきます。すると、明るい部屋から出てきた人は、その薄暗い部屋をかなり暗く感じます。一方、暗い部屋から出てきた人は、その薄暗い部屋がとても明るいことに驚きます。しかし、しばらくすると二人とも、その部屋を薄暗く感じるようになります。

これと似たようなことは、視覚に結びついている空間意識にも生じます。実際に起こった次の事例がそれを説明してくれます。ある大規模なオートレースが終わり、優勝車が喝采を浴びながらサーキットを時速30キロメートルほどのスピードで走っています。しかしその車の副ドライバーは、車が止まったのだと思って ― それというのも時速30キロメートルというスピードは、レース中のスピードに比べれば、まるで止まっているように感じられるからです ― その車から降り立ちます。そしてその途端、そこに悲惨な事故が起こったのです。

さて、これらの現象は、中位感覚のすべてに生じる現象です。このような現象の根底には何があるのかを自己観察をとおして理解しようと試みれば、私たちはすぐ気づくことになるでしょう。そう、ここには、私たちの平衡感覚が関与しています。先ほどお話しした熱体験を私たちに伝えてくるのは、平衡感覚なのです。私たちが感じるのは、私たち自身の温かさあるいは冷たさと、私たちの周囲の媒質のそれとのあいだに生じる流れなのです。なぜなら熱感覚はつねに、私たちの身体内外の熱バランスを調整しているからです。熱感覚の内には大なり小なり平衡感覚が浸透しています。そして、両者を区別するのはきわめて難しいことなのです。

これらの感覚間のこれほどにも緊密な結びつきや一体化は、いったいどのようにして生じるのでしょうか？　平衡感覚と熱感覚とのあいだにこれほどにも緊密な結びつきが生じるのは、いったいなぜなのでしょうか？

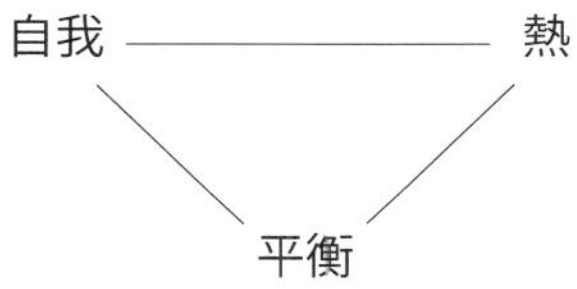

熱感覚と平衡感覚は、一般に考えられている以上に密接に共働しています。平衡感覚についてはすでにお話ししましたが、このテーマにはほんの少ししか触れておりません。お話ししたのは、半円形をした三つの管（三半規管）は血液の化学プロセスのなかにまで入り込んで働いている、ということだけです。平衡感覚は身体機構の奥深くで働いているからこそ、私たちの身体の内的環境を保持することができるのです。平衡感覚は、血液に含まれているさまざまな微小物質の比率までも調整しています。その結果、たとえば、血液中のさまざまなミネラル量が一定に保たれることになるのです[41]。そして、このことによってこそ、私たちの意識、私たち一人ひとりのアイデンティティーは保たれることになるのです。

このようなことを成し遂げるために、平衡感覚はどのように働いているのでしょうか？　通常の科学においては、ある特定の物質が他の物質に反応し、結びつき、それがまた他の物質と結びつくというプロセスが、際限なく（ad infinitum）つづいていくと考えられています。これは、人間関係においても同じです。ある人間が他の人間に誘導され、後者もまた他の人間に誘導され…、と。このような考え方には行き着く終点がありません。そしてそれは、完全な考え違いによるのです。

平衡感覚の背後にはいったい何があるのでしょうか？　平衡感覚の背後には、他の何ものにも左右されない自立的な人格、〈マナス（Manas）〉あるいは〈霊我（Geist-selbst）〉と呼び得るものが存在しています。この、私たちの内なる霊性は、アストラル体の一部とエーテル体の一部の活動性がいわばひとつになることによって形成される感覚体の内にあって、私たちの物質的身体、体液、血液循環のなかにまで入り込み、そこにバランスをつくり出しています。そしてそれをもって、私たちの内のさまざまな物質実体のあいだに平衡をもたらしています。その結果、二つのことが生じます。この平衡、平衡感覚の内なるあり方によって、体温がほぼ37℃に保たれることになり、そしてそれによって、私たちの低次の自我が――低次の自己《ゼルプスト》として――地上での生活を送れることになるのです。

さて、ここまで来れば、私たちはこう問うことができるでしょう――このようなことをもたらすのはどのような物質実体なのだろうか？　そして、その答えはひとつしかありません――熱の物質実体、物質実体としての熱。この概念は現代の物理学にはありません。しかしルドルフ・シュタイナーは述べています。熱は、あらゆる被造物のそもそもの基盤である。あらゆる存在のそもそもの発端にはただ熱だけがあったのであり、その熱から、私たちの地球の最初の体が古土星として生まれたのだ、と。[42] いたるところに熱だけがありました。そしてそれは私たちの内にある熱、私たちの内的世界を保持している熱と同じ熱なのであり、私たちの自我に、私たちの物質的身体の内に住まうための手段を与えている熱と同じ熱なのです。したがって私たちはこう言うことができるでしょう。平衡感覚は、私たちの身体のさまざまな物質実体に働きかけるために、熱の物質実体を必要としている、と。

あの（第三講演〈運動感覚と平衡感覚〉で言及されている）平衡胞、きわめて繊細な感覚毛を具え、あらゆる下等動物の身体バランスを調整している丸い小さな器官は、熱の器官なのです。エーテルはつねに球状形体をつくり出します。なぜなら球状形体は土星の似姿であるからです。そして、内耳の三半規管のなかには内リンパ液が流れています。なぜなら、そこには熱が流れているからです。熱は、液体のなかの運動の、そもそもの源泉であるのです。

ルドルフ・シュタイナーは現代科学の見解とは反対に、血液を循環させているのは心臓ではない、と述べています。[43] 私たちは実際、心臓を動かしているのは血液であることを、観察をとおして確認することができます。動物と人間の胎生期を観察すれば、血液は心臓と血管がつながる前から流れていることがわかります。したがって、何が血液を流れさせているのか、という問いに対する答えはひとつしかありません ― 身体内外の熱バランスが血液の運動を引き起こしているのです。熱と平衡と血流のつながりを見出すことができたそのときから、私たちは熱感覚のあり方を理解し始めます。熱感覚は、私たちの身体内外の熱バランスを知覚している感覚なのです。

感覚生理学分野における熱感覚の研究は、残念ながらいまなお不充分なものにとどまっています。

科学者たちの最初の考えは、熱感覚は皮膚のなかにあるに違いない、というものでした。彼らは皮膚の表面を研究し、とりわけ熱さに敏感な温点と、それよりもさらに小さくより多い、とりわけ冷たさに敏感な冷点を見出しました。さて、その研究のさなかに、それら研究者のうちのひとりが、ある皮膚病に罹《かか》ります。しかしそれは、彼らの研究にとっては実に幸運なことだったと言えるでしょう。それというのも、その皮膚病が治ってから新たに始められた彼の研究により、温点と冷点が — おおかたの予想に反して — 以前とは違う別の部位にあったことが明らかになったからです。また別の科学者は、自分の皮膚の特定部位の温点と冷点に印をつけ、その部位の皮膚を切り取り、顕微鏡の下に置きました。しかしそうまでしても、そこには何も見つからなかったのです。つまり、温点‐冷点とその他の皮膚には何の相違もないことが明らかになったのです。[44]今世紀の20年代に、何人かの生理学者は、温感覚と冷感覚にはこれといった決まった器官は存在しない、と発表しています。そしてこう結論づけています。何百万という毛細血管が熱感覚とつながっているに違いない。それら毛細血管は、私たちに温かさの体験を伝えるときには拡がり、冷たさの体験を伝えるときには狭まる、と。

　熱感覚は特有の固定器官を持たない感覚、いわば流れのなかにある感覚です。この感覚は、周囲の世界を映し出していないがゆえに、形体を持ちません。熱の感覚知覚は、物質的器官によってではなく、血液循環によって生じます。熱に促されて血液が流れます。そしてそこに、平衡感覚の作用としての連続的な平衡がもたらされます。つまり熱感覚器官は、私たちの皮膚に網状に分布している毛細血管だけではない、ということです。それは血液循環の総体なのであり、その中心には心臓が置かれています。熱感覚は循環する血液の内にあり、熱感覚の内には、熱と平衡の内に浸透している、人間の自我が息づいています。熱と平衡を分離することはできません。熱と平衡との共同作業は、私たちの体温を一定に保つことによって、私たちの自我を地上の生活環境に適合させているのです。

私たちの感覚知覚はすべて、さまざまな感情と密接につながっています。好きなものと嫌いなものを、私たちの感覚知覚から分離することはできません。味わったり嗅いだりすれば、私たちはかならず快‐不快を体験します。私たちは快い感覚体験には惹きつけられ、不快な感覚体験は避けようとしています。しかし、熱感覚以上に感情で満たされている感覚はありません。

水瓶座《みずがめ》の宮《きゅう》にある熱感覚は ― 私たちがその指標《メルクマール》として羞恥と恐怖を見出した ― 生命感覚（獅子《しし》座）と向かい合っています[45]。私たちは私たちの熱感覚によって〈暑すぎ〉や〈寒すぎ〉を意識することになります。極端な寒さに襲われると、人間は凍え死んでしまいます。しかし、凍死の危機から救い出された数少ない人々は報告しています。ある時点からは暖かい陽射しを浴びているような幸福感に包まれていた、と。これは、火刑の炎に包まれたとき〈神に栄光あれ〉を歌い出した殉教の徒の体験に似ています[46]。高潔な行為は熱感覚と密接につながっています。心臓は熱感覚のための知覚器官であるだけではなく、勇気ある行為 ― あるいはまた臆病な行為 ― とも強く結びついているのです[47]。

人間的感情のうちでもっとも重要な感情のひとつ、怒り（Zorn）は、熱感覚の内に息づいています。ルドルフ・シュタイナーはこの怒りの感情に関して、誰にとっても学ぶべき価値のある、素晴らしい講演を行なっています[48]。彼はその講演のなかで、怒りは自我の教育者である、と述べています。私たちの自我が不完全なあり方をしているあいだは、私たちの自我を無意識の領域から抜け出させ、そのあり方を正していくことが、自我の教育者である怒りの課題になるのだ、と。たとえば理不尽な出来事に直面したとき、私たちは、いわば本能的‐無意識的に、怒りを爆発させてしまいがちです。しかし私たちの自我がもう少し成長していれば、私たちはその理不尽を正すべく、意識的に対応することができるでしょう。とはいえそれでもなお、理性的に振る舞えないようなこともあるでしょう。しかし、そのようなときに沸き起こる真の怒りは、私たちを助けてくれるものとなるのです。—怒りは、熱感覚が存在すればこその感情です。私たちは怒り（Zorn）を覚えたときには熱くなり、激しい怒り（Wut）に見舞われたときには冷たくなります。怒りはいつも熱とつながっています。

自我は人間的進化（Evolution）の内に生まれ、自我自らの愛の力の内で成長していきます。怒りを爆発させたことのない人間は、自らの内に真の愛を育んでいくことはできません。これは、熱感覚と平衡感覚に密接につながっている事柄です。私たちの霊‐魂（Geist-Seele）、マナスは、地上生活の門をくぐることとなく、私たちの感覚体の内で働いています。感覚体は、熱感覚を介して平衡感覚を生み出します。熱感覚は、私たちの内的あり方と私たちの周囲の世界とのあいだに、ある平衡をつくり出します。私たちの自我が地上での活動に従事することができ、私たちの魂が周囲の世界との好ましいかかわり方を育んでいけるのは、私たちの自我が、私たちの血液循環をつくり出している熱の流れのなかに浸透しているからです。そうです。これが、熱感覚が意味するものなのです。私たちの勇気と臆病は熱感覚に発するものの一部であり、私たちの怒りは、私たちの内なる熱の平衡状態のなかに生まれます。それは愛の力へと変容し、私たちの自我と霊的存在との結びつきをもたらします。言い換えるなら、霊的存在はこのもっとも高次の結びつきを、熱感覚をとおして用意したのです。

この、熱感覚の表象像により、私たちは四つの上位感覚への門を開くことができるようになりました。なぜならこの像は、人間の低次の自我が有する特定の資質を明らかにし、その低次の自我に、自らのより高次のあり方を見上げるよう促してくれるからです。そこからは四つの上位感覚（聴覚、言語感覚、思考感覚、自我感覚）が私たちの内に流れ込んできます。しかしこれはすべて、熱感覚があればこそのことなのです。熱感覚は、私たちに外的な熱を感じさせたり、内と外との平衡をつくり出したりするだけではなく、低次の自我である私たちに、ある高次の存在となるための可能性を差し出してくれていています。これは、視覚と熱感覚との圧倒的な相違です。

視覚は、私たちに光の世界を開きます。私たちはこの光の世界をとおして、地球上に存在することの確かさを感じます。視覚の豊かな王国に比べれば、熱感覚は、いわば貧しい領土と言えるでしょう。熱感覚は犠牲者なのです。原罪を犯した私たち人間の自我は、熱感覚が犠牲になることによってこそ、楽園への門を再び通り抜けていくために、自らのあり方を再び高めることができるのです。楽園への門は、上位感覚領域への入り口であるのです。

七　聴覚と耳　１９６０年８月５日

今回のテーマ、聴覚と耳についてお話しするためには、本来なら深く考えるための多くの時間が必要なのですが、きょうの私たちにはほんの少しの時間しかありません。ですから、きょう取り上げようと思っている事柄についても、残念ながらあまり詳しくお話しすることはできません。

熱感覚を取り上げたとき、私たちは、熱感覚は中位感覚領域から上位感覚領域への門をどのようにして開くのかを知ることができました。さて私たちは今回、〈聴覚と耳〉のテーマを取り上げることによって、これまで取り上げてきた感覚が属している知覚の領域から、四つの上位感覚が属している新しい領域、表象の領域に足を踏み入れることになります。

四つの中位感覚（嗅覚、味覚、視覚、熱感覚）は私たちに、さまざまな知覚を得る可能性を与えてくれます。一方、四つの上位感覚（聴覚、言語感覚、思考感覚、自我感覚）は私たちに、外的世界全体を明らかにしてくれます。私たちは知覚しながら、私たちの周囲の世界で形成的に作用している、形成諸力と理念の世界に入り込んでいきます。そこで私たちが知覚するのは、もはや私たちの周囲に拡がる世界の体ではありません。私たちは世界の魂と世界の霊を知覚します。――耳は、私たちを知覚から表象へ導きます。これがどのようにして起こるのか、今夕のこの場で明らかにすることができきるとよいのですが…。

知覚から表象へ向かうということ、これは何を意味しているのでしょうか？ 私たちが知覚から表象へ向かうとき、そこにはきわめて重要なことが生じます。なぜなら私たちは、魂と霊の世界に足を踏み入れることになるからです。―私たちはこれまでの講演のなかで、〈下位感覚は私たちに、私たち自身の身体状態に関する完全に主観的な知覚をどのように伝えてくるのか？〉という問いと取り組んできました。私たちの誰もが、この感覚知覚をそのままじかに体験します。なぜならそれは、私たち自身の身体からやって来るものだからです。私たちは、中位感覚領域も―下位感覚領域と同じように―周囲の世界に関する主観的な経験を伝えてくる感覚領域であることを明らかにしようと試みました。誰もがみな自分だけの光と色の世界、自分だけの空間を見ています。しかし空間は私たちに、私たちが個々それぞれに見ているものの本来的なあり方を明らかにしています。私たちは一本の木、あるいはこの空間《ホール》やあの窓を、それぞれ異なる角度から見ています。しかし私たちは、私たちが見ているそれらの像をひとつの像に統一することができます。私たちはひとつのものに関するひとつの像を描き出し、それについて語り合うことができます。なぜならそれはひとつの同じものだからです。それにもかかわらず、私たちはみなそれぞれ、カタツムリが自分の家をその背に乗せているように、自分の空間知覚を自分の家であるかのように扱っているのです。―私たちは見解を一致させることができます。なぜなら私たちは同じものを同じように見ているからです。

これは聴覚の場合には異なります。私の話をお聞きになるとき、皆さんは皆さん自身の聴覚の《家》をお持ちではありません。なぜなら、私たちはみな一緒に聞いているからです。ひとつの歌、ひとつの声、あるいはひとつの音に耳を傾けるとき、私たちは、まさにひとつの同じものを聞いています。ただひとつの声を、さまざまに異なる多くの耳が聞いています。これが、ひとつの基本的な相違です。なぜなら、上位感覚の場合においてのみ、人間はすべて《同じ》であるからであり、上位感覚の場合においてのみ、私たちは兄弟であり得ることになるからです。感覚知覚の世界では誰もがみな独りであるということ、しかし聴覚から始まる表象の世界では、誰もがみな、いわばひとつの同じ船に乗っているということ、このことにはきわめて重要な意味があります。これは、人間が創り出される以前からすでに存在していた聴覚によるものです（ルドルフ・シュタイナー）。世界の聴覚、世界の耳は、世界の内に何らかのものが存在する以前から存在していたのです。[49]

　ルドルフ・シュタイナーは世界の発端について語ったある講演のなかで、古土星における熱の様態を描写し、次第に分化していくその熱のなかで、人間の最初の形姿──卵のような形をした耳の原型的形体──がどのようにして創り出されたのかを明らかにしています。[50] 耳は私たちの母親なのです。私たちは耳からやって来ました。そして、私たちの現在の耳は縮んで小さくなりました。とはいえ耳は、世界の発端から私たちとともにあったのであり、いまもなお、ともにあります──そしてそれは、私たちの深奥に存在するもの、私たちに私たちの霊性を明らかにする上位感覚の世界、ことば、思考、自我のための感覚の世界を明らかにしているのです。そう、耳は上位感覚への門なのです。

さて、ここからは、聴覚の現実にかかわる事柄を観察していきましょう。私たちの周囲に溢れているこれほどにも多様な物音、響き、声音を、たったひとつの器官で同時に聞くことができるのはなぜなのでしょうか？　たとえばカクテルパーティーに参加した私たちは、あらゆる方向から聞こえてくる多くの音 — にぎやかなおしゃべり、さまざまな物音、歌声、ラジオの音、窓外を通り過ぎる車の音、等々 — を同時に聞くことになるでしょう。しかも私たちは、三つあるいは四つの異なるあれこれを聞き分けることもできるでしょう。そう、たったひとつの、ほんの小さな器官で。たとえば、コンサートホールでオーケストラを伴う合唱を聞いているときも、私たちはいくつもの声部やさまざまな楽器の音色を同時に聞いています。またそれと同時に、織り成されては消えていくメロディーやハーモニーも聞き取っています。今日の生理学は、私たちはさまざまな音を同時に聞くことができるし、それらの音を聞き分けることもできる、と述べてはいます。しかし、それはどのように可能であるのか、という問いの前には、なすすべもなく立ち尽くしているのです。

次の問題は、広く行きわたっている学説に関する問題です — 物音、声音、楽音など、音はすべて現実的には存在せず、さまざまな振幅と周波数の空気振動が存在するだけであり、その振動が私たちの外耳にとどき、不思議な仕方で内耳に入り込んで、そこから聴覚神経を伝って脳に到る。するとその振動は脳のなかで、やはり不思議な仕方でひとつの音に変換される…。しかしこのような学説は、音は現実的には存在しない、と思い込んでいるからこそ生まれるのです。空気の振動の方が音よりも現実的であるとする根拠はどこにもありません。音は計測可能な空気の振動と同じように現実的なものである、ということを認めようとしなければ、私たちは耳の現実的な働きを理解することはできないでしょう。

私たちは響きと物音のさまざまな形体《フォルム》を聴き取るよう試みなければなりません。また、耳の形態とその機能との関係を認識するために、耳はどのように形成されたのかを知らなければなりません。その第一歩として私たちは、カクテルパーティーで聞こえてくる物音のさまざまなタイプを数え上げ、それらは有機的に構成されている音ではないことを、つまり響きとは異なるものであることを知りました。しかし、このような物音が聞こえてくるのはカクテルパーティーだけではありません。私たちは朝から晩まで物音に囲まれて生活しています。そして、それらの物音は必要なのです。なぜならそれらは私たちに、私たちはこの地球上の〈この場所〉で生活している、という確信を与えてくれているからです。

数年前、ある実験が行なわれました。被験者たちを消音室に閉じ込めておくという実験です。彼らは何も聞くことができません ― 彼ら自身の声さえも。外の物音も聞こえませんし、指を鳴らしてみても何の音も発しません。その部屋は文字通り、静寂の世界です。数時間後、その部屋から出てきた被験者たちはほとんど正気を失ってしまいます。しかし、私たちはつねに物音に囲まれているという事実に気づいたなら、なぜそのようなことになったのか、私たちはすぐ理解することができるでしょう。― 私はいま騒音について話しているのではありません。風音、足音、動物の鳴き声、等々について話しています。私たちを取り巻いている物音は、それがどのようなものであったとしても、つねに私たちに《私はここにいる》を思い起こさせます。耳が聞こえない子どもたちを寝かせつけるときには小さな明かりが効果的です。そう、その小さな明かりは彼らに、〈自分はここにいる〉、〈自分は独りではない〉という確信を与えてやることができるからです。物音は厄介者ではありません。物音は私たちに、地球上に在る私たちの存在を確信させてくれているのです。

砂浜に寄せる波の音や板金作業のハンマー音のように、物音がリズミカルになると、それは秩序づけられた物音、一種の響きになります。しかし響きはリズミカルな物音以上のものです。それは、生きとし生けるものの内で活動している宇宙的な力でもあるのです。響きの諸形体、その諸法則は、花や葉や、骨や身体器官を形づくります。それらは、耳には聞こえない響きの形体に他なりません。私たちは鐘の音やシンバルの音など、現実の響きを聞くこともできますし、生きものの世界のなかの、形体としての響きを聴き取ることもできます。しかし響きは、外的な形体のもとに現象するだけではありません。同じように、《内側からの》形態‐形姿をつくり出します。物音の世界から響きの世界へやって来ると、私たちはもうひとつの別の世界と出会うことになるのです。

内へと向かうさらなる一歩は、動物の鳴き声、鳥のさえずり、人間の話し声と歌声の世界へと私たちを運びます。この世界は声音とことばのオイリュトミーの世界です。人間の声音が高められて歌う楽音になると、人間は声音の世界の最高次の領域に到ります。人間がその深奥の感情と憧れと、もっとも親密な思想と理想を表現するために楽器をつくり出し、フルートやヴァイオリンやライアーを演奏すれば、人間は響きの世界、楽音の世界の最高次の領域に到ります。音楽は、かつて神が創造したものの一部を成すものであるのです。

要約しましょう。物音はほとんど物質的‐力学的なものです。たとえば二本の真鍮《しんちゅう》棒を打ち合わせれば、そこには物音が生じます。この物音がリズミカルになり、物音のなかに調和的な要素が加われば、それはエーテル的な性質を持つ響きになります。そして響きが声音へと高められると、それは魂的なものになります。そしてさらに、それが楽音へと高まると、それは霊的なものになります。[51]

物音 ―― 物質的
響き ―― エーテル的
声音 ―― 魂
楽音 ―― 霊

こうして私たちは知ることになるのです。耳が私たちに伝えてくるものがいかに包括的なものであり、荘重なものであるのかを。

さて、このような認識を得た私たちは、今度は事実に即した問いかけをしなければなりません。振動から響きや楽音への変換はどのようになされるのでしょうか？―耳は解剖学的に三つの部分から成っています。外耳、中耳、内耳。耳の構造《しくみ》のすばらしさを描写するために、もっと時間が欲しかったのですが、残念ながら私たちの時間は限られています。

鼓膜は外耳と中耳との境界を成しています。鼓膜の向こう側を見るためには、私たちは針の孔を通り抜けられるほどにも小さくならなければなりません。しかしそうすれば私たちは、きわめて興味深いものを発見することになるでしょう。鼓膜の内表面とつながっている三つの微小な耳小骨、いわゆる槌《つち》骨、砧《きぬた》骨、鐙《あぶみ》骨。あぶみ骨は、内耳へ通じる小さな窓（卵円窓）にもたれかかっています。内耳、いわゆる内耳の迷路には、カタツムリの形をした小さな蝸牛殻があり、その内壁には２４０００ものきわめて細い神経線維が生えています。つまり私たち一人ひとりの耳のなかには、いわばひとつの鍵盤楽器があるのです。大きい外耳は容易に見ることができますが、中耳は非常に小さく、内耳の迷路はきわめて小さく、容易に見ることはできません。内耳の迷路は―世界の事物をとらえるために外へ向かった眼とは反対に―内へ向かって退いていき、その身を頭骨のなかに隠したのです。内へ向かえば向かうほど耳は小さくなっていきます。しかし耳は、考え得るかぎりのすばらしい構造を身につけています。

　私たちの聴覚と貝殻を持つ軟体動物類とのあいだには、ある近しい関係が見出されます。彼らはみな《自らの内に引っ込みます》カタツムリは自分の家に引っ込んでしまいます。カキは自分の貝殻を閉じてしまいます。これは耳も同じです。鼓膜は中耳への入り口を完全に塞いでいます。

　鼓膜は、私たちの誰もが知っている絹よりもずっと強い一枚の頑丈な膜から成っていて、それを振動させるには大砲の発射音が必要になるほどの強い張力を有しています。そしてそれは、それにもかかわらず、空気の振動がどのようなものであれ、それらのすべてを受けとめて、かすかに小さく震えます。いま、この会場はとても静かです。ここで私が小さな物音をたてれば、私たちみんなの鼓膜が一斉に震え始めます。しかし中耳は、振動する空気を入り込ませません。空気を侵入させたくないのです。こうイメージしてみましょう。騎手が馬の背に乗っているように、響きが空気の背に乗っています。馬も空気も鼓膜の前で立ちどまらなければなりません。騎手も響きも、そこで降りなければなりません。しかしエーテル的な性質を持つ響きは、空気がなくても、私たち人間の深部に入り込むことができるのです。これは、魂的‐霊的なものである声音や楽音にも当てはまります。この表象像は、聴覚はどのようにして生まれるのかということに関して私たちが描き得る最初の表象像です。とはいえ、ここに生起している事象はこれよりもずっと複雑です。

　耳をより詳しく観察していけば、その解剖学的構造の複雑さばかりでなく、より根本的な事柄にも気づきます。それというのも、耳とつながっていない身体器官や身体部分はひとつとしてないからです。――外耳は皮膚以外の何ものでもありません。これは外耳道も同じです。鼓膜は結合組織です。そしてその後ろ側では、中耳が、喉と全リズム系につながっているエウスタキオ管（耳管）へ向かって開いています。内耳は、脳脊髄液（髄液）と直接つながっていてリズミカルに運動している、リンパ液を満たしています。リンパ液は上へ下へと流れていて、骨と軟骨につながっている脳と脊髄を《入浴》させています。さらには栄養摂取系でさえもが、耳管と喉をとおして、この特別な器官と結びついています。

　ルドルフ・シュタイナーは、耳と他の身体諸器官との関係を考えに入れなければ器官としての耳を理解することはできないだろう、と述べています[52]。私たちは耳と喉頭との関係を見出さなければなりません。なぜならこの二つの器官の共働こそが、〈聞く〉と〈聞いたものを理解する〉を可能にしてくれるからです。物音、響き、声音、楽音について先ほどお話しした事柄を背景としてふまえた上で、聴覚に関する生理学的事実を考慮に入れるなら、物音、響き、声音、楽音を知覚する領域はそれぞれ異なる身体器官とつながっていることが、また、それらの身体器官のそれぞれは耳のなかの異なる部分とつながっていることが明らかになるでしょう。耳はひとりの収集家なのです。そして、私たちは四つの異なる器官を持っているからこそ、カクテルパーティーで、物音と声音、響きと楽音を同時に聞くことができるのです。

　私たちの身体を包んでいる皮膚とその一部である外耳、それに外耳道と鼓膜は、さまざまな物音を知覚するための器官です。よく知られていることですが、ある種の振動と物音は耳には聞こえません。それは皮膚で知覚されます。私たちはコントラバスの最低音部を、下半身に伝わってくる振動として知覚します。あるいは、たとえば手の甲をアリが這っているのに気づいたとき私たちは、私たちの皮膚にザワっとした物音《ノイズ》を感じます。なぜなら私たちの皮膚は、その全体が物音に対する受容体《レセプター》であるからです。しかしこれは知覚の領域に生じるものであり、表象にかかわるものではありません。

　響きの世界においては、私たちは鼓膜の後ろ側に入り込んで、三つの耳小骨（あぶみ骨、つち骨、きぬた骨）のリズミカルな運動と出会います。そして、そこからさらに内耳へと向かうと、リズミカルに運動しているリンパ液と出会います。リンパ液は私たちの呼吸リズムとともに、そう、私たちの全身に行きわたっている全リズム系とともに運動しています。この、内耳のリンパ液の運動は、調和（ハーモニー）と不調和（ディスハーモニー）を、また、響きを形成するリズミカルな物音の現象形体のすべてを、私たちに識別させてくれる媒体です。

　人間の声音にはまた別の器官が必要です。それは内耳と喉頭を結びつけている器官です。音を伝えることができるのは空気だけではありません。あらゆるものが音を伝えます。しかし私たちの骨は、音をとてもよく伝えるもののひとつです。たとえば耳を完全に塞いで、小さな鐘を頭の上で鳴らせば、私たちは骨を伝わるその音を聞くことができます。私たちは自分の声を、音の伝導体としての骨をとおして聞いています。同じように私たちは、他の人間や動物の声を、内耳と喉頭を結びつけている私たちの骨格の骨をとおして聞いています。これが、第三の聴覚器官です。

あらゆるもののなかでもっとも高次の表現、歌声とさまざまな楽器が奏でる楽音を、私たちは私たちの身体全体に行きわたっているいわゆる運動神経をとおして聞いています[53]。足の裏から脚部へ、手の指から肩へ、腹部から胸部へと向かっているこの神経はすべて、脳を経て内耳の聴覚神経とつながっています[54]。この聴覚神経は楽音に向けられている感覚器官です。しかし楽音は、そこで表象になるのです。美しいメロディーはすべて、美しいハーモニーとリズムに伴われています。私たちは物音からは、何らかの知覚を得ています。これは響きの場合も同じです。しかし声音と楽音からは、理念が、表象が、立ち上がります。人間の霊の前に、霊の世界が開かれます。

聞いているのは耳だけではありません。人間の全身が耳なのです。さまざまな筋肉、さまざまな骨と軟骨、さまざまな結合組織、そしてさまざまな器官、これらのすべてが人間をひとつの耳にしているのです。それというのも — すでにお話ししたように — かつての人間は耳以外の何ものでもなかったからです。ある著名な神秘学者は言っています。人間は耳であり、神の竪琴《ライアー》であった、と。聖バシリウス Der Heilige Basilius は、これをこう表現しています。私たちの身体はプサルテリウム（古代の弦楽器）のように、神への讃歌を歌うためにつくり出された弦楽器である。私たちの身体の活動性は、それが調和したやり方で《演奏》されるなら聖歌《プサルム》にもなり得る。その上さらに、私たちの運動は響きへと変化し得るものなのだ、と。そしてこれについて、聖バシリウスはさらにこう言っています。これはオイリュトミーとして完成される。響き、声音、そして楽音は単に聞かれるだけではなく、運動となって目に見えるものになる。なぜなら人間の全身体は、神と万有の宇宙のプサルテリウムになり得るものであるのだから、と。

八　三つの上位感覚　1960年8月7日

さて、私たちはこれまですでに、かなり多くの感覚を取り上げてきました。しかし、感覚を一つひとつ個別的に考察していくときには、同時に、それらが属している三つの感覚領域（下位―、中位―、上位感覚領域）を頭に入れておくことが重要です。

私たちはきょうのこの時点で、十二感覚のうちの九つの感覚を振り返ることができるところまで来ています。―私たちは、触覚、生命感覚、運動感覚、平衡感覚が属している下位感覚領域から出発し、中位感覚領域に属している、嗅覚、味覚、視覚へと向かいました。この感覚領域には熱感覚も含まれています。そしてこの感覚のもとに私たちが経験したのは、この感覚の背後には私たち自身のマナス、霊我が存在している、ということでした。この感覚、熱感覚を後にした私たちが次に取り上げたのは、上位感覚領域に属している四つの感覚のうちのひとつ、聴覚でした。私たちは、この感覚はまったく新しい世界―霊的世界とまでは言えないかもしれないけれども、すべての人間がかかわっていることとは確かな超感覚的世界―を開く感覚であることを学びました。聴覚には、それまで取り上げてきた感覚に見られた個別性はもはや存在していません。なぜならここでは、私たちはみな同じものを聞いているからであり、それは私たちすべてが共有するものであるからです。

私たちは聴覚とともに、表象の世界に到ります。四つの上位感覚をとおして私たちが出会うことになるのは、私たち自身の身体に生じる知覚の世界でもありませんし、私たちの周囲の世界に関する知覚の世界でもありません。この新しい領域、聴覚の領域は、私たちの意識にかかわるもの、私たちが意識しなければならないものを明らかにしてくれます。聴覚は私たちに、あるまったく新しい領域を開いてくれる感覚です。つまり、さまざまなことば、さまざまな響き、さまざまな声音を聞く聴覚は、私たちすべてに共通の超感覚的な経験をさせてくれる感覚です。しかしこれは一般的にはまだ認知されてはおりません。それに超感覚的な経験が得られるとはいっても、それだけで充分なわけではありません。そう、その経験は意識されなければなりません。

　四つの上位感覚のうちの三つの感覚、言語感覚、思考感覚、自我感覚を初めて描写したのはルドルフ・シュタイナーでした。たしかに近代ドイツ哲学者の何人かは気づいてはいました。話されたことばを理解するためには聞く能力以上の何かが存在していなければならないし、書物に書かれている文章を真に理解するためには読む能力以上の何かが存在していなければならない、と。しかし、私たちがこの問題に関する正しい認識を得ることができたのは１９０９年になってからのことでした。つまりそこで初めて、言語感覚と思考感覚がルドルフ・シュタイナーによって描写されることになったのです[55]。彼は述べています。ことばは耳で聞くだけでは理解することはできない。そこには聴覚とはまた別の何かが登場してこなければならず、それによってこそ私たちは、私たちの聴覚がとらえる以上のものをとらえることができるようになるのだ、と。これは、思考作用に関する考え方の、ある新たな、根本的な進展を意味します。しかし心理学者も哲学者も、誰一人としてこのことに気づいておりません。誰かが話しているとき、私たちはそのことばの響きを、聴覚をとおして聞いているだけではありません。ことばの響きの内には、私たちの思考とはまったく関係のない何か、私たちの思考が導き出すものとはまったくかかわりのない何かが生じています。私たちに響きと声音とを識別させている何か、メロディーと話されることばとを識別させている何か、物音とことばの表現とを識別させている何かが存在するという事実に、彼らはまったく気づいていないのです。―これは、ある独特な感覚知覚、ある知覚行為に由来するものです。思考によるものではありません。

〈話されたことばは、何らかの認識プロセスによってではなく、木や鳥を見るのと同じような仕方で、あるいはまた、何かを嗅いだり味わったりするのとまったく同じような仕方で理解される〉とすること、これは、それまでにはなかったまったく新しい考えです。ことばの理解、ことばの意味の把握はさまざまな感覚知覚とつながっているということを、私たちははっきり理解していなければなりません。ルドルフ・シュタイナーは言語感覚と思考感覚についてこのように述べています。―彼は自我感覚の存在を1909年の時点ではまだ認めてはいませんが、言語感覚と思考感覚は互いに異なる感覚であることを、また、両感覚はいわゆる聴覚とはまた別の感覚であることを明らかにしようとしていたのです[56]。

言語感覚をとおして、私たちは何を知覚するのでしょうか? 私たちはこの感覚をとおして、ことばの意味を知るのではありません。この感覚は、ことばは単なる響きではないことを、そう、その響きはまさにことばであることを知覚するのです。ある人間が話すことばが、たとえば中国語である場合、私たちは彼が何を話しているのかを理解することはできません。それにもかかわらず私たちは、それがことばであることをじかに認識します。ある人間が私たちの知らない外国語で話しかけるとき、彼は私たちに理解してもらおうとして、大きな声で話したり、ゆっくり話したり、ジェスチャーを交えたりするでしょう。彼はジェスチャーを加えることによって自分のことばを際立たせます。なぜなら彼は、彼のことばを聞いている相手の言語感覚が正しく反応していないことを、したがってまた、自分が伝えようとしていることを理解してもらうために必要な、相手の思考感覚がまだ働き出していないことを感じ取っているからです。彼は、彼のジェスチャーによって相手の思考感覚が目覚めることを期待しているのです。

言語感覚をとおして私たちは、〈ことば〉は〈ことば〉である、ということを知るだけではありません。私たちはこの感覚をとおして、ジェスチャーは日常的なありふれた動作ではない、ということも知ることになるのです。ジェスチャーは他者に理解され得る何かを表わしています。そしてそれは、視覚領域に入り込んだ言語感覚の働きによって可能になるのです。

ことばとジェスチャーは意味を持つということに気づくのは、何らかの推察や思考作用によるのではありません。私たちが知覚することによるのです。言語感覚は、視覚や嗅覚や味覚とまったく異なることのない、まさにひとつの感覚なのです。私たちがある花を見るとき、あるいはある建築物に幾何学的シンボルを見出すとき、私たちはそこに、いきいきと生長したある形体のジェスチャーを、あるいはある建築様式のジェスチャーを見ています。そして私たちは、それらの形体やジェスチャーの一つひとつに何らかの意味を見出していきます。しかし、これは当然のことなのです。なぜなら、私たちの言語感覚は絶えず発達しているからです。

子どもたちは生まれてから数週間のうちに、四つの下位感覚のための土台を、そして数か月のうちに、四つの中位感覚と聴覚のための土台をつくり出します。つまり子どもたちは、およそ三か月から四か月のうちに、聞き、見、味わい、嗅げるようになっていますし、運動感覚と平衡感覚を、そしてもちろん触覚と生命感覚を発達させています。しかし、言語感覚、思考感覚、自我感覚は、ある一定の他の段階を経た後に初めて発達し始めます。

ルドルフ・シュタイナーが１９１１年に語っているように[57]、私たち人間に与えられた三つの大いなる恩寵は、歩く能力、話す能力、考える能力です。これらは、言語感覚、思考感覚、自我感覚の発達のための基本的な土台です。まっすぐ立って歩き、話し、考えること、これは、私たち自身の努力だけでは獲得することのできない三つの大きな能力です。私たち人間はまっすぐ立つ存在として、歩くことを学び、発声形体と言語形体のなかでことばを用いることを学び、さらにはロゴスの力の助けのもとに思考することを学びます。

生後三年間の子どもの成長に関する科学的データは、ルドルフ・シュタイナーが示唆することしかできなかった事柄を、詳しく具体的に説明しています。人間には生まれつきさまざまな能力が ― ある程度まで ― 具わっているということは明らかです。生後六、七日の幼児でさえ、身体をしっかり支えて持ち上げてやれば、脚を前後に動かせます。とはいえこの動作は、まっすぐ立つ人間の歩行とはまだ何の関係もありません。生後数年のあいだに、何か新たなものが幼児をマントのように上から下へと包み込み、そこに、まっすぐ立つ姿勢をもたらします。幼児はまず最初に、重力に抗して頭を持ち上げ、辺りを見回すことを学びます。さらに両手・両腕を使って上半身を支えることを学び、次いで脚も使ってはいはいすることを学びます。そして彼は突然、立ち上がります。本当に嬉しそうに！私たちはそこに霊的《スピリチュアル》な歓びが表われているのを感じ取ります。幼児は歩き始めます。それは、私たち大人にはけっしてできない歩き方です。あたかもそれは、目に見えない一本の糸が幼児を吊り上げて、彼の歩行を助けてやっているかのようです。

　これらの能力についてよく考えれば、これは私たちの誰もが体験する、人間になるための最初の一歩であることがわかります。その背後には、キリストの力が存在しています。子どもの直立姿勢を可能にするあらゆる運動が発達していく最初の十二か月のあいだに、錐体路と呼ばれている神経系が発達します。これは脳の特定部位とつながっている神経系、脊髄のなかに埋め込まれている神経系です。著名な神経学者シェリントンSherringtonは、錐体路神経系の研究を志していた学生にこう言っています。《その研究を是非やりたまえ。なぜならそれは、私たちの神経系のなかでもっとも人間的な構造を持つものなのだから》錐体路神経系がなくても私たちは動くことはできたでしょう。しかしこの神経系の助けがあればこそ、私たちはまっすぐ立つことができ、歩くことができるのです。こう言うことができるでしょう。錐体路神経系は、幼児がまっすぐ立ち、歩くことを学んでいく最初の一年間、そこで燃えつづけた炎が残した灰以外の何ものでもない、と。幼児が歩くことを学んでいくとき、彼が身につけるのはまっすぐ立つ姿勢だけではありません。そのとき同時に — 文字通りその同じ時に — 彼の内に突然、語りかけられることばに対する最初の理解が目覚めるのです。

　子どもがしゃべり出すまでの経過をたどっていくと、彼は生後数週間の時点ですでに、話しかけられることばに反応するようになっていることが、また、母音と子音をいくつか発音するようになっていることがわかります。四、五か月後には、話しかけている相手の顔をじっと見つめるようになり、八、九か月後には唇や舌や歯を使って、話しかけられたことばを真似し始めます。そしておよそ一年後になると、突然、まさにごく自然に、十前後のことばを理解するようになり、彼はついにしゃべり始めます。

幼児は、二、三のことばをしゃべり出し、それらのことばにひとつの意味を結びつけられるようになる前に、少なくともいくつかのことばとセンテンスを理解するようになっています。なぜなら彼がまっすぐ立つ姿勢を身につけたことによって、彼の言語感覚が発達してきているからです。十二か月から十四か月の幼児は、まだ考えることはできません。それなのに、そう、彼はまだ考えることができないのに、いくつかのことばとセンテンスを理解するようになっているのです。これは注目に値する事実です。彼は話しかけられた言葉を理解します。なぜなら彼は、彼の言語感覚をそこまで発達させているからです。

とはいえ子どもにとって、ひとつの概念を形成するのは容易なことではありません。たとえば、幼児が《トリ（鳥）》と言えるようになったとしても、彼はそのことばを飛ぶものすべてに用います。《ミルク》と言えるようになった場合も同じです。彼にとっては、白くて温かい、美味しい液体のすべてが《ミルク》なのです。そして彼が言うそのことばは、《ミルクが欲しい》ということでもあるし、《もうミルクはいらない》ということでもあるのです。幼児は、母親に何をして欲しいかをまだはっきり伝えることはできません。

思考感覚は私たちに考える可能性を与えてくれるのではなく、ある概念、たとえばシャベルの概念が何を意味するのかを理解させてくれます。例をひとつ挙げましょう。二十年ものあいだ会わずにいた人物と突然顔を合わせたとしましょう。私は彼をじっと見つめますが、彼が誰であるのかわかりません。しかししばらくして彼が彼の名前を言ったとたんに、彼のことを思い出します。名前は人間の内なる存在を明らかにします。これは他のモノやコトの場合も同じです。幼児は次第に認知していきます——ママは自分のママであることを、パパは自分のパパであることを、メアリーはメアリーであることを。そして、《ぼく(わたし)》が一個の自我であることがわかるまでには三年ほどかかります。

今日では、まだ三歳にもならない多くの子どもが自分の自我を見出すようになっています。そして自分を自分の名前で呼ぶ代わりに《ぼく(わたし)》と言い始めます。これは彼らの自我感覚が発達し始めていることを示しています[58]。自我感覚は、私たちが死ぬまでのあいだ大なり小なり自然に発達していきます——そう、私たちが子どもの心を失わずにいるかぎりは。三つの上位感覚(言語感覚、思考感覚、自我感覚)はつねに発達しています。ルドルフ・シュタイナーは、心臓、喉頭、額の部位の《蓮の花》について述べています[59]。これらの《蓮の花》は、心臓に根を下ろしている言語感覚の発達に関与する器官、喉頭のなかに位置している思考感覚のための器官、そして額の部位にある自我感覚のための器官である、と[60]。

この三つの上位感覚について私がこのように強調してお話しするのは、この三つの上位感覚の実在性を証明した人物、聞くことも見ることもできなかった、ヘレン・ケラー Helen Keller の存在があるからです。もし彼女がこの三つの上位感覚の霊的現実を発現させることができずにいたなら、彼女ほどの偉大な人物であっても、自らの心の内を表現し、世界と出会い、他者とつながることはできなかったことでしょう。彼女の最初の教師ミス‐サリヴァンMiss Sullivanがヘレンの手を流れ落ちる水に触れさせ、その掌に《Water》と書いたあの瞬間について述べているヘレン・ケラーのことばは、くりかえし読まれるべきことばであるでしょう。ヘレンはそれまでの人生において初めて、突然、ある名称とその名称が示している事物は同じものなのだ、ということに気がつきました。ミス‐サリヴァンは書いています。数時間しか経たないうちに、ヘレンはすでに三十もの、あるいはそれ以上のことばを憶えてしまった、と。その晩、ミス‐サリヴァンは、それまで完全に見放されていた子ども、ヘレンを抱きしめます。そして、思考感覚の内に目覚めつつある人物の、霊的な歓びを知るのです。

ヘレン・ケラーのこの像は、この広大な大陸がまさに必要としている、ひとつの象徴的な像であるのです。私たち現代の人間は、みなそれぞれ ― 視覚や聴覚だけではなく ― 言語感覚、思考感覚、自我感覚を具えている自分自身のあり方を、そう、自分自身の霊性を、感じ取るよう努めていかなければなりません。アメリカの人々がこの三つの上位感覚を学び、認識していけば、それらの実在性への目覚めは、巨大な風のようにこの大陸を吹き抜けていくでしょう。そしてそうすれば人々は、あらゆる人間の内、成長していくあらゆる子どもの内に、人間の霊的像を見ることになるでしょう。いま全世界にとって必要なのは、この三つの上位感覚について考えるだけではなく、現実的に認識することであるのです。

私は昨晩、この国のアントロポゾフィー協会史に関する小冊子を入手し、昨晩のうちに一気に読んでしまいました。この本にはアメリカ協会の最初のメンバーの写真もあったのですが、それらを見た私は、最初の協会員のすべてが声楽家であったことに驚くと同時に、納得もしていました。彼らは聴覚の超感覚的世界を開きました。そしてそのなかにアントロポゾフィーの霊が流れ込みました。しかしその彼岸にはさらに、三つの上位感覚の霊、聖霊降臨節の最初の日に吹き抜けた強烈な風の霊が存在していたのです。これが、私が見ているひとつの像、この広大なアメリカ大陸に住んでいる皆さんのものである、象徴的な像のひとつであるのです。

付録

十二感覚に関して行なわれたゼミナールからの抜粋

in Wien

1963年10月14日～18日

全般的に

今日の科学界では、感覚論は主として二つの専門分野、生理学と心理学の分野で論じられています。―生理学の分野においては、個々の感覚器官とその機能が、解剖学、組織学、発生学の基礎のもとに研究されており、生理学者たちは、感覚器官などの器官機能はそもそもどのようにして生じるのか、という問題と取り組んでいます。たとえば、〈見る〉ことの内にはどのようなプロセスが生起しているのかを、私たちはいまだに知ることができません！　たしかに私たちは感覚諸器官の細部の多くを知ってはいます。しかしそれらの機能はいまだに解明されてはいないのです。私はこれを上から目線で言っているのではありません。感覚器官の領域がいかに複雑なものであるかを示すため、ただそれだけのために言っています。―心理学の分野で論じられているのは、感覚知覚は感覚器官のなかに生じるのか、それとも脳のなかに生じるのか、という問題です。これは、いまもなお大きな謎のままに残されている問題です。そしてこの問題は、感覚論に関するルドルフ・シュタイナーの示唆をもって初めて解かれ得ることになったのです。感覚器官を研究していくと、私たちはどうしても主観的な感覚知覚の場に立ち戻ってしまいがちです。客観的な認識はどうしたら得られるのでしょうか？　これは大きな問題です。私はここではこの問題に立ち入るつもりはありません。なぜならこの問題を明らかにするためには、包括的な感覚論を一歩いっぽ築いていくことこそが求められることになるからです。

ルドルフ・シュタイナーは１９０９年に、彼の感覚論の最初の考え方《コンセプト》を詳しく説明しています。そしてその感覚論を《アントロポゾフィー設立のための基礎》と称しました ― それなしにはアントロポゾフィー霊科学の伸展は望めないであろう、と。

私がウィーン大学の学生だったとき、ある学者が《一般感覚論》というタイトルの著書を出版しました。そしてそれは、アルトゥール・ステール Arthur Stöhr により哲学の分野に導入されることになりました。しかし両者の試みは忘れられてしまいます。なぜなら、諸感覚はそれぞれ根本的に異なっているのだから、一般的な感覚論というものは成立しようがありませんし、諸感覚に見出され得る共通項は、その他の器官にもそのまま当てはまるはずのものであるからです。

感覚器官とはいったい何なのでしょうか？この問いは簡単に答えられる問いではありません。なぜなら、肝臓、腎臓、心臓も、感覚器官と見なし得る器官であるからです。私たちはその他の器官をも、やはりそのように見ているのではないでしょうか？意識を向けさえすれば、いま右肘関節に何が起こっているかを私たちは知ることができるのではないでしょうか？さて、そうであるなら、私たちはためらいなく言うことができるでしょう。身体全体がひとつの感覚器官であるのだ、と。しかしまた一方、感覚器官は本来的に生命器官（Lebens-organ）でもあるのだ、と。二つの大戦後の（アメリカにおける）詳しい研究によって、目が見えない人や耳が聞こえない人の生理学的なあり方は、いわゆる健常者のそれとは異なることが明らかにされています。彼らの内では健常者のそれとは質的に異なる消化・代謝プロセスが生起しており、また、その相違は血液循環にも見られる、と。

ここに大きな問いが生じます。感覚器官はどのようなあり方をしている器官なのでしょうか？また、生命器官は？——触覚、生命感覚、嗅覚、味覚、熱感覚等々が伝えてくる感覚知覚を、私たちは実にさまざまなニュアンスで表現しています。それらはすべて、個人的な感じ方によって色づけされる直接的な感覚知覚です。私たちの感覚知覚は、私たちの内の大いなる感受者である神経によって受け取られ、私たち一人ひとりにとっての体験となります。ここで言う神経は、脳神経と脊髄神経だけではありません。さまざまな神経系の全体です。神経と呼ばれるものはすべて、何らかの感覚知覚を伝えてくるものであるからです。ここで私たちは、ルドルフ・シュタイナーの生理学的考察の基本テーマと出会います。彼は述べています。神経はいつも感受者である。言い換えるなら、運動神経というものはまったく存在していない！と。そうです。なぜなら神経はけっして能動的‐活動的なものではないからです。神経は受動的‐献身的なもの、つまり自ら活動するものではないからこそ神経なのです。もし神経が能動的に活動し始めたなら、それはすでに病気になっているのです。大いなる感受者であればこそ神経は——母体の胎盤を例外として——あらゆる器官、あらゆる組織のなかにあるのであり、またただからこそ、私たちの生体全体はひとつの感覚器官であるのです。

ここに次の問いが生じます。個々の感覚器官——たとえば平衡感覚器官、聴覚器官、視覚器官——は、何によって区別されることになるのでしょうか？ 今日の生理学においては、運動神経に関する理論のような、間違った理論がいまなお支配的です。それは特殊な感覚エネルギーの理論であり、その理論にもとづけば、眼は見ることしかできません。耳は聞くことしかできません。舌は味わうことしかできません。これはたしかに外面的にはその通りです。今日の生理学は主張しています。色は存在しない。物音も響きも存在しない。私たちの周囲に存在するのは電磁気を帯びた力と波動、あるいは力学的なそれである。そしてそれらがある特殊な感覚器官に出会うと、それらはその感覚器官にふさわしい主観的な感覚知覚に変換される、と。しかし、どのようにして？

このようなおかしな《事実》が今日でもなお教科書に書かれており、学生たちはいまもなお、それを学ばなければならないのです。このような観点のもとに展開される視覚の理論がどのようなものであるのかを、何の批判も加えずに、敢えてそのまま示しましょう。波長の異なるさまざまな光線が眼のなかに入り込み、さまざまな経路に沿って脳へ向かう。それらは知覚中枢へ到って知覚され、そしてそこから引き返す。そこに浮上した像は外へ向かって投影され、その全体がひっくり返される。――今日の生理学はこう考えています。そうです。こうして私たちは〈見る〉ことになるのです！ 今日の生理学者たちは、彼らが眼と脳をとおして見ているものが本当のものであると信じているのです。彼らが実際に見ているものは、彼らの見解によれば、そもそも存在していないにもかかわらず！ しかしこのような事柄も、こう考えれば少しは明らかにすることができるでしょう。感覚器官――たとえば眼――は特殊なものなのではなく、音、色、形、匂い等々の無限の多様性のなかから何かあるものを取り出し意識の内へ運び込むために、特殊化されたものなのだ、と。

当たり前のことですが、夜にならなければ星を見ることはできません。しかし、深い井戸の底からなら昼間でも見ることができるのです！ これは、感覚器官はどのように機能しているかを表わす、ひとつの象徴であると言えるでしょう。そしてこれは、平衡感覚器官のもとにもっともよく観察することができるでしょう。そう、内耳のなかにあり、互いに直角を成している、あの三つの半円形の管のもとに。この器官が果たすべき役割は、宇宙の運動（地球の自転や公転など）が私たちの意識の内に入り込んでこないように、つねに意識から閉め出していることです。私たちはいわば身体の井戸のなかに深く入り込んで、宇宙の運動によるめまいから絶えず逃れ出ているのです。

　感覚器官はこのように、それぞれの井戸の泉を私たちの身体の内に埋め込んでいます。そしてその泉のもとに、先ほどお話しした特殊な諸力―世界の内で作用している形成諸力―が解き放たれ、夜空の星のように映し出されます。皆さん、想像してみてください。地球の自転速度や公転速度をそのまま体験しなければならなかったなら！と。しかしそれにもかかわらず、私たちは地球上にしっかり立っていると信じているのだ！と。同じように、嗅覚、味覚、視覚、聴覚も、この辺りのどこかで偶然生じたものではありません。世界は匂いに満ちています。圧力と引力、温かさと冷たさで満たされています。世界はそれらの力によって形成されています。匂いや味によって組み立てられ、光によって形づくられています。建築家が外的空間のなかにつくり出すものが、私たちの内では圧力と引力の感覚知覚によって形成されます。私たちの内のこの建築的な諸力こそが、私たちに平衡を保させている諸力なのです。

諸感覚の相互関係について

　もう一度、十二の感覚をある一定の配置のなかに書き出してみましょう。最初に来るのは、触覚、生命感覚、運動感覚、平衡感覚です。その次には、周囲の世界にかかわる感覚（嗅覚、味覚、視覚、熱感覚）がやって来ます。そして最後に霊的感覚（聴覚、言語感覚、思考感覚、自我感覚）が登場します。

身体	触覚	生命感覚	運動感覚	平衡感覚
魂	嗅覚	味覚	視覚	熱感覚
霊	聴覚	言語感覚	思考感覚	自我感覚
	物質体	**エーテル体**	**アストラル体**	**自我**

皆さん、皆さんが真の人間学を習得されているならすぐお気づきになるでしょう。このシェーマは、異なる感覚領域が互いにかかわり合っていることを表わしている、と。たとえば〈嗅覚＝嗅ぐ〉と〈聴覚＝聞く〉との関係を取り上げましょう。嗅覚と聴覚はそれぞれ異なる感覚グループに属していますが、両者は密接につながっています。まず、〈嗅ぐ〉は高昇した〈触れる〉と見なすことができます。皆さん、犬のようにくんくん嗅いでみてください。さあ、おわかりになったでしょう。〈嗅ぐ〉の内には、触覚領域から嗅覚領域への領域移行が見られます。そして、この〈くんくん嗅ぐ〉をもうひとつの別の世界へ向かわせれば、そう、私たちは〈聴覚＝聞く〉を持つことになるのです！

では次に、生命感覚と味覚との関係を見ていきましょう。私たちは味覚の世界では、食べ物の生命に由来する、塩辛さ、甘さ、等々をいきいきと味わいます。味覚の世界からはまた、〈味わう〉が高昇したものとしての〈ことば〉が、そう、言語感覚が芽生えます。動物の大きな口が小さくなり、歯も動物のそれとは別様に並べられることによって、ことばを話すための前提条件がつくり出されます。

視覚の場合には、色彩の知覚というよりも形体と運動の知覚の方が重要になります。しかしそれがなぜなのか、今日の生理学はまったくわかっておりません。視覚のあり方を理解するには、そこにはまず運動感覚が、次いで思考感覚が関与してきていることが理解されなければなりません。そうしてこそ初めて私たちは、ここでは何が重要であるのかを理解することができるのです。

ルドルフ・シュタイナーが大学生だったころ、ウィーンで教鞭を執っていた著名な心理学者フランツ・ブレンターノ Franz Brentano が、魂の志向性（Intention）に関する心理学全集の第一巻を出版しています。そして、ブレンターノによるこの発見に注目したルドルフ・シュタイナーは、この発見によってこそ新しい感覚論は理解されることになるだろうと述べています。── 私たちの目がとらえた対象物は、私たちがそれに触れるなどして初めて、その実在性の確かさを得ることになります。ある対象物の現実に関する確信は、二つ、三つ、あるいは四つの感覚領域が一堂に会さなければ得られません。ルドルフ・シュタイナーは、これを諸感覚の志向的関連（intentionale Beziehung）と呼んでいます。[61]

どの感覚も単独で機能することはありません。したがって私たちは、結局はこう言わなければなりません。人間の身体全体が感覚器官であるのだ、と。これは、角砂糖をひとつ舌の上で転がすだけで、容易に、具体的に体験することができるでしょう。つまり私たちは、そこには触覚、生命感覚（味わうことの歓び）、運動感覚と、さらには嗅覚がかかわってくることを感じ取ることになるでしょう。皆さん、おわかりになりますか？　そこには多くの感覚がかかわってくることが？　これは、顆粒状の砂糖の場合にはまったく異なるものになるでしょう。

諸感覚の志向的関連という考え方は、私たちのところ、キャンプヒルでは、目の見えない子どもや耳の聞こえない子どもに適用されています。目の見えない子どもの場合には、色のついた光を全身に浴びせたり、眼に集中的に当てたりします――ここでは補色を生じさせる生理学も考えに入れられています。この働きかけによって、まずは眼のなかの運動感覚が目覚め、それまで動かなかった瞳孔が数日後には拡がったり狭まったりし始めます。色光を用いることによって、光に対する感覚が目覚めます。彼らは光が当たる場所に目を向けるようになり、生命感覚と運動感覚の助けのもとに、数週間後にはさまざまな光の色を識別することができるようになります。とはいえ彼らは色を見るのではありません。感じるのです。そう、さまざまな色それぞれの印象を感受するのです。私たちは耳の聞こえない子どもにも同じようなやり方で働きかけます。歌やことばやライアーの音色を耳のなかに送り込むことによって、彼らの触覚と〈耳を澄ます＝聴覚〉を目覚めさせます。[62]

平衡感覚器官について

平衡感覚器官の発達過程をたどっていくと、この器官は無脊椎動物と脊椎動物に関連する二つの部分から成っていることがわかります。前者の場合には、液体を満たしたひとつの小胞、いわゆる平衡胞があり、そのなかには感覚毛に支えられた結晶体、耳石が見出されます。この平衡感覚器官は、重さと軽さの関係をまさに象徴的に表わしています。平衡胞は動物が動くとともに動き、そのなかに生えている感覚毛を介して、動物にさまざまな方向を感じ取らせます。脊椎動物の場合には、人間も持っている三つの半規管が見出されます。それらは互いに直角―つまり空間の三次元を表わす角度―を成しており、そのなかにはやはり液体が流れています。百年ほど前のことですが、ここ、このウィーンで、物理学者エルンスト・マッハ Ernst Mach と内科医ヨーゼフ・ブロイアー Josef Breuer がほぼ同時に、この、内耳のなかの三半規管の機能を発見しています。

　私たちが頭を前方に傾がせたか、横に向けたか、後ろに向けたか、等々、すべてがこの器官によって感じ取られます。さて、脊椎動物の場合にも人間の場合にも、この三つの管にはひとつの前庭が連結していて、前庭は私たちに重さの知覚を、三つの管は軽さの知覚を伝えてきます（一般的には、前庭は重力と直線加速度を、三半規管は回転加速度を感受するとされています）。こうして私たちは、三次元空間のなかにある私たちの身体をまっすぐ保てることになるのです。無脊椎動物が平衡胞しか持っていないのはなぜなのか、という問いには、こう答えることができるでしょう。彼らは、その形姿においてはひとつの頭部以外の何ものでもないからです！　これは昆虫であっても毛虫であっても同じです。無脊椎動物には内骨格がありません。そこにあるのは、私たち人間が頭部にのみ持っている外骨格です。そして皆さん、皆さんにぜひ感じ取っていただきたいのは、私たちの頭部は宙に浮いている！ということです。私たちは私たちの内骨格によって初めて、この地球上にまっすぐ立ち、歩けるようになりました。私たち人間の内骨格は、私たちとこの地球とのあいだに緊密な結びつきをもたらしました。無脊椎動物に見られる耳石は、脊椎動物の四肢のなかで作用しているものの代わりをしているのです。脊椎動物の場合には、四肢が重力と結びついています。

皆さん、ここで考えてみてください。進化の過程全体をとおして、そこには何が起こったのかを。まず泳ぐ魚を見てください。魚には頭部がありません。蛙になって初めて、頭部らしきものが胴体から分離し始めます。他方、空を自由に飛ぶ鳥は身体全体が頭部です。そして哺乳動物になるとそこで初めて、頭部が頭部として胴体から分離されます。このように、進化の全体は、頭部を胴体から分節する試み以外の何ものでもありません。しかし頭部は軽さを担っており、胴体は重さを担っています。そしてこの軽さと重さを、平衡感覚が絶えず仲介しています。――三半規管を詳しく観察していけば、この器官は、私たちの頭部、胴体、四肢に流れる三つの血流方向の小さな鏡像であることがわかるでしょう。そう、このようなあり方をしているからこそ、私たちの三半規管は私たちに、三次元空間のなかでの平衡に関する無意識の体験を伝えることができるのです。

熱感覚について

熱と空気を吸い込む息と吐き出す息は、私たちのなかに温かさと冷たさの知覚を生じさせます。そしてそのなかに、私たちの自我が息づきます！私たちのなかのこの熱（温かさと冷たさ）も魂的性質を有しています。なぜなら、静脈血は冷たさに向かう傾向を持っており、動脈血は温かさに向かう傾向を持っているからです。そうです。魂は冷たくもなるし、温かくも熱くもなるからです！ 静脈血は ― 魂的に見るなら ― 私たちに躊躇《ためら》いと臆病をもたらし、動脈血は ― 魂的に見るなら ― やる気と勇気をもたらします。私たちはいつも、この二つの傾向のあいだで生活していなければなりません！ 私たちの臆病と勇気は、私たちの身体の熱と魂の熱に関連しています。臆病は魂の働きの緩慢さのもとに生まれ、勇気は魂の働きの活発さによって生まれます。そしてその魂の核心に、人間が古代から素晴らしいやり方で携えてきた、怒りが生み出されます！ ― 赤く燃える熱い怒りと、青白く燃える冷たい怒りが！ 怒りは今日でもなお、私たち人間存在の深奥にあるのです。

触空間、視空間、聴空間

ルドルフ・シュタイナーは三つの感覚空間があることを明らかにしています ― 触空間（Tast-raum）、視空間（Seh-raum）、聴空間（Hör-raum）。私たちはこれらの空間を数学的観点から見ることもできます。するとそこでは、視空間は微分空間であることが、聴空間は積分空間であることがわかります。

さて触空間。この空間には、触覚知覚、生命感覚知覚、自己運動感覚知覚のすべてが、また、平衡感覚知覚の《ゼロ点》が属しています。これらの感覚知覚はすべて完全に主観的なものです。したがって私たちは、これらの知覚を他の誰とも共有することはできません。私の腕や手や指がどのような状態にあれ、その状態を体験するのは私であって他の誰でもありません。この体験は、完全に未分化な空間のなかでの、完全に主観的な体験です。

眼はひとつの新しい空間を開きます。視空間は、光が生み出す空間の三次元性と関連しています。私たちはこの視空間のなかで、嗅ぎ、味わい、温かさと冷たさを感じています。私たちはこれらの感覚知覚について、他者と語り合い、同じ結論を導き出すことができます。私たちは個々それぞれの視空間のなかにいます。しかしそれでもなお私たちは、それぞれが見たものについて語り合い、互いに頷き合うことができます。なぜなら私たちは ― 完全に同じものを見ているのではないにしても ― 同じものにかぎりなく近いものを見ているからです。

三番目の感覚空間は聴空間です。私はすでに聴覚の四つの階層《レベル》（物音、響き、声音、楽音）についてはお話ししています。私たちは私たちが聞くもののすべてを夜の暗がりのなかで、そう、見る世界とはまったく異なる世界のなかで体験しています。

上位感覚器官について

さて、私たちは最後に、こう問わなければなりません。他の上位感覚器官（言語―、思考―、自我感覚器官）はいったいどこにあるのでしょうか？　これらはもちろん、私たちの身体のどこかに存在していなければなりません。なぜなら感覚はすべて、個々それぞれひとつの器官を持っているはずなのですから。子どもが歩き始め、しゃべり始め、考え始めることについてお話ししたことをしっかり受けとめていただけたなら、またそれとは別に、現代神経学の成果も考慮に入れるなら、皆さん、皆さんは、それらの器官はどこにあるのかを、漠然とではあっても感じ取ることができるはずです。子どもは、歩き始めるとともに言語感覚を発達させていきます。さて、銃撃された人々を対象にした最近の研究で、非常に重要なことが発見されました。ただひとつの言語中枢があるだけではないことが明らかにされたのです。つまり、彼らのことばを失わせることになった銃創は、よく知られている言語中枢にではなく、それまでは《運動》神経領域であると思われていた部位にあったのです。この神経束は、大脳皮質を起点にあらゆる筋肉へ向かう錐体路として知られています。錐体路を傷つけた銃撃は、彼らに感覚性失語症をもたらしました。—コンラッド Conrad の研究は、この錐体路は運動神経とはまったく関係のない器官、つまり言語感覚器官であることを、また、子どもの直立歩行に密接に関与している器官であることを明らかにしています。[63] この器官は私たちの腕や脚のなかに、数え切れないほどに分岐しています。イギリスの著名な生理学者シェリントンはその死の数か月前、彼の愛弟子のひとりに、あらゆる神経系のなかでもっとも人間的なものである錐体路をより詳しく研究するよう勧めています。なぜなら彼は死を目前にしたその時点になって初めて、錐体路は—それまでは自明のものとされていた見解に反して—運動神経ではけっしてないという結論に到ったからです。そうです。私たちを運動させているのは神経ではありません。私たち自身です。この見解は、二、三年前、イギリスの代表的な科学雑誌にも発表されています。それにもかかわらず、この見解は真面目に受け取られてはおりません。なぜなら人は、反論したくても反論することのできない見解に直面し、それを認めざるを得ないことになると、その見解に対して一種の不快感を覚えるものだからです。ロンドンのある中核的な神経医学病院でも、詳細にわたる診察のもとに同じような結論が得られています。運動神経というものは存在しない。しかしこの神経がどのようなものであるかは不明である、と。しかし私たちは知っています！　一般の教科書にはまだ記載されていなくても、それは次第に明らかにされていくでしょう。

　思考感覚の場合にも、これと幾分似たようなことが言えるでしょう。この感覚もひとつの器官を持っているはずです。—喉頭は、★これまでつねに迷走神経緊張症（Vagotonie）の責任を負わされてきた迷走神経（Nervus Vagus）を具えています（《蓮の花》と上位感覚に関するルドルフ・シュタイナーのことばを参照のこと—87ページ）。しかし、喉頭の筋肉を《動かす》ために、まさに迷走神経が選び出されなければならないのはなぜなのでしょうか？　迷走神経は《運動》神経ではありません！　これは本当に不思議なことです。しかし、変容した生命感覚が思考感覚になることを知ったなら、私たちはすでにひとつの重要な手がかりを得たことになるのです。ルドルフ・シュタイナーは１９１６年に行なったある講演[64]のなかで述べています。重要な器官のすべて（心臓、肝臓、子宮、生殖器、腸）が、表面的には無駄と思われるこの神経を具えている。この神経は生命活動を内的に弱めることによって私たちの思考活動を可能にし、分解プロセスを引き起こすことによって私たちに他者の思考を知覚させる、と。思考感覚器官は存在しています。私たちはただ新たな見方を学んでいけばよいのです。

　さて、ここでもう一度問いましょう。そもそも私たちはなぜ恥ずかしさを覚えるのでしょうか？　私たちは生まれ落ちた者であると知るからです。これはつまり、私たちは世界の内に個我として目覚め始める、ということを意味します。では、私はいったい何を恐れるのでしょうか？　私は死んでいく者であるからです。これは羞恥と恐怖の不思議です。しかしこれは、他者の思考を知覚する思考感覚の土台でもあるのです。この感覚は、生命感覚から霊的感覚として新たに発達した感覚です！　私たちはここに、この二つの感覚の共働を見ています。

では自我感覚は？　ルドルフ・シュタイナーはこう言っています。自我感覚器官は〈形態としての頭部〉と〈形態としての胴体〉がひとつになるところ、両者が互いにつながるところにある。つまりここでは、頭部と胴体の形体は、機能するもの・物質的なものとしてのそれを意味しない。私たちはこの全体を正しく理解しなければならない。私は頭部を持つ者であり、胴体を持つ者である！　このことこそが私に、他者の自我を知覚する器官を与えるのだ、と。さて、頭部と胴体の形態を少し詳しく観察してみれば感じ取ることができるでしょう。私たちの現在の頭部は、ひとつ前の受肉時には胴体であったものがメタモルフォーゼしたものである、と。また同様に、私たちは現在の胴体の内に、私たちの次の受肉の芽を担っている、と。つまり私たちは、私たちの存在の過去と未来が接するところ、私たちの存在の過去と未来のメタモルフォーゼが合流するところ（ことばはここに生まれます）に、形体の合一体としての器官、他者の自我を知覚する器官を見出します。

十二感覚と十二獣帯

最後に、十二感覚と十二獣帯との関連についてお話ししようと思います。まず一番上に牡羊《おひつじ》座を置いた十二獣帯の環を描き、次いで、一番上に言語感覚を置いた十二感覚の環を描いてください。そしてこの二つの環をぴったり重ね、そこに水平線と垂直線を描き加えてください。では始めましょう。私たちは二つの環の一番上にそれぞれ牡羊座と言語感覚を置きました。だからそこから右へ向かえば牡牛《おうし》座と思考感覚が、次いで双子《ふたご》座と自我感覚が重なります。これで私たちは二つでひとつの環のなかに、三つの上位感覚を組み入れました。さあこの次は、私たちは水平線までやって来て、蟹《かに》座と ― 私たちの感覚論をそこから始めた ― 触覚に出会います。次に私たちが向かうのは、獅子《しし》座と生命感覚、乙女《おとめ》座と自己運動感覚です。こうして私たちは、環のなかの一番下の天秤《てんびん》座と平衡感覚に到ります。さて次に私たちが向かうのは中位感覚領域です。まず嗅覚と蠍《さそり》座が結びつき、味覚と射手《いて》座が結びつきます。そして再び水平線に到って視覚と山羊《やぎ》座が結びつきますが、ここではこんなふうにイメージすることができるでしょう。嶮しい岩場を登っていったアイベックス（野生のヤギ）が、その頂から遠くを見わたしている！ 次いで私たちは熱感覚と水瓶《みずがめ》座に、そして最後に聴覚と魚《うお》座に到ります。これで私たちは再び出発点に戻ってきたことになります。このシェーマ、この全体を見わたせば、世界は人間の内でどのように作用しているかが、また、人間は世界の内でどのように作用しているかがわかります。[65]

私たちはこの二重の十二の音階で、人類学的に演奏することができるようになりました！これをもって私たちは、聴覚と運動感覚がどのように関連しているのかを、あるいはまた、私たち多くの人間がある種の人間を《嗅》げず《味》わえずにいるのはなぜなのかを、知ることができるようになるでしょう。そしてまた、私たちは知ることができるようになるでしょう。触覚と視覚がなぜ向かい合っているのかを、そしてまた、平衡感覚と言語感覚がなぜ互いに関連しているのかを。

七つの生命プロセス

―――― イータ・ヴェクマンを偲んで ――――

三つの講演

in Newton Dee, Aberdeenshire,

Schottland

1960年3月3日、10日、17日

一　七つの生命プロセス　１９６０年3月3日

イータ・ヴェクマン博士Dr. Ita Wegmanがお亡くなりになってからすでに多くの年月が過ぎました。明日を迎えればすでに十七年になります。今回このような機会を持つことができ、彼女についてわずかでもお話しすることができますことを、私は、私に与えられた大きな恩典であると感じています。彼女が亡くなったのは第二次世界大戦のさなかでした。彼女の最期に寄り添うことができた人々は、彼女は亡くなる直前まで世界の行く末に心を深く動かし、心を痛めていたと報告しています。彼女はつねに、彼女の時代がもたらした歴史的な出来事に見舞われていました。彼女は、彼女に直接関係するものであるかないかにかかわらず、周囲に起こったさまざまな出来事の渦中に積極的に飛び込んでいきました。彼女はとても率直な人間でした。

イータ・ヴェクマン博士の人となりについてお話しするのは難しいことではありません。とりわけ、私のように、彼女と個人的に出会い、彼女と一緒に旅に出かけ、語り合い、彼女の近くで生活する恩恵に浴した者にとっては。もちろん、ひとりの人間の人柄はさまざまな面から見なければわかりません。しかしいま、彼女とともにすることができた大切な体験のいくつかを記憶のなかにたどるとき、私の心に浮かび上がってくるのは、彼女のように凛とした人物にはいまだかつて出会ったことがないという、ひとつの強い印象です。彼女は王女のように、いつも毅然としていました！しかしこれは、よそよそしく近づきがたい人物、あるいは時代がもたらす出来事や危機に対して冷淡な人物ということではありません。彼女は王女のような威厳のある存在でした。とはいえ彼女は、誰に対しても分け隔てのない態度で接する、友愛の情にあふれた存在でした。障害のある子ども、錯乱状態に陥って大声を上げている患者、プロイセンの将軍やイギリスの伯爵に対しても、あるいはまた若い医師、医学生、看護師に対しても、さらには庭師、物乞いに対しても、彼女はいつも同じように話しかけました。そう、兄弟に話しかけるようなやり方で。それでも彼女には威厳がありました。彼女の生き方には彼女独自のスタイルがありました。

彼女と出会った最初の日のことを、私はいまでもよく憶えています。それは１９２７年の９月、彼女を乗せた列車がウィーンの駅に到着したときのことでした（彼女がウィーンへやって来たのは、ルドルフ・シュタイナーの姉の葬儀に参列するためでした）。列車が到着し、人を惹きつける雰囲気を持つ背の高い人物がプラットホームに下り立ちます。いまでも私はその光景を目の前に見ているように思い出します。医者や地位の高い公認アントロポゾーフの方々が彼女を出迎えます（その当時、彼女はまだアントロポゾフィー協会理事のひとりでした）。彼女の同伴者は四、五人だったと思います。彼女の振る舞いには彼女独自のスタイルが表われていました。それは心地好く、素朴な、ごく自然なものでした。彼女はどこにいても、その場の中心的な存在でした。たとえば何人かと一緒にレストランへ行ったときにも、私たちを知らないはずのウェーターやウェートレスが最初に注文を訊くのは、いつもきまって彼女なのでした。

私がこのようなことをお話しするのは、まさにこのようなことを話すことによってこそ、誰に対しても自然に、素朴に、人間的に振る舞った、この独特な人物像を心に浮かべていただけると思うからです。彼女は友愛の情にあふれた存在でした。そしてそれにもかかわらず、彼女はまぎれもない《王女》でした――しかしとても人間的な、思いやりのある存在、苦境にある者を気遣う、愛と献身にあふれた存在、話しかけてくる者すべてに耳を傾けることのできる存在でした。ある者が相談事を持ち込めば、そのとき自分が何をしていてもそれらのすべてを脇に置き、その人間のためにのみ存在する人間になりました。しかし彼女は腹を立てることもある存在、絶望的な状況に追い込まれて涙を流し、声を上げて泣くこともある存在でした。

アーレスハイム治療院の外観にはこれという特徴もありませんし、特に立派なものでもありません。しかし私がそうすることができたように、そこに足を踏み入れ、数週間あるいは数年間そこで生活した人々は、そこが宮廷であるかのように感じたことでしょう。そこには実に多くの人々が出入りしていました。世界中から電話がかかり、電報や手紙が世界中から配達されていました。そこは活気にあふれていました。しかし同時に、そこには深い人間性が染みわたっていました。若い人が入院してくれれば、そこで生活していた人々も、彼を友人のように受け入れました。

1927年、アーレスハイムで最初に迎えたクリスマスを私はけっして忘れないでしょう。クリスマスの数週間前、イータ・ヴェクマン博士が私のところへやって来て私にこう言ったのです。《ケーニヒ、あなたは一度、ゲーテアーヌムで大きな講演をするべきです》私は即座に答えました。《しかし博士、講演なんて私はまだ一度もしたことがありません》これに対して彼女はこう言いました。《いゝえ、あなたならできます。できるはずです!》実際、それはその通りになりました。彼女は私に言いました。《あなたの講演の準備を手伝いましょう。ホールまであなたと一緒に行き、あなたがそこで話すことになる講演台を示して、あなたの前に坐りましょう。そう、そうすればすべてがうまくいくでしょう》そして、彼女が支えてくれたおかげで、すべてが一切うまくいったのです！すべての人間に向けられた彼女のこの友愛の精神は、彼女の治療行為にも注がれました。彼女の治療行為は素晴らしいものでした。彼女は私が出会った最良の医師でした。しかしこれは、彼女は学識豊かな頭のいい人間だった、ということではありません。彼女は聡明だったのです。彼女はすべてを、あのやり方このやり方でと、治療に向けて役立てていました。薬、マッサージ、力強いことば、愛情のこもったまなざし、音楽、絵画、自然のなかの散歩、等々、手に入るものはすべて、彼女は治療のために役立てていました。彼女は、飲み薬や塗り薬の処方以外には何もしないような医者ではありませんでした。そのような処方をする医者にとっての医療世界は、狭く縮んでしまっていません。それは、世界全体が ― 正しく受けとめられるなら ― 治療的に作用することを彼らが忘れてしまっているからです。生きとし生けるもの、霊魂を吹き込まれたものの内には彼女のそれと同じ友愛の霊が宿っているということを、イータ・ヴェクマン博士はごく自然に知っていました。そしてそれを治療のために用いていたのです。

彼女は注目に値する人生を送りました。１８７６年、彼女はジャワに生まれました。両親は裕福なオランダ人です。彼女は熱帯の奇跡的な自然のなかで、何の苦労もなく奔放に育ちました。これはまぎれもなく、彼女に王女のような威厳あるたたずまいを身につけさせた環境のひとつであったと言えるでしょう。― 彼女は、ルドルフ・シュタイナーが病気になり亡くなるまでのあいだの六か月を、彼のすぐそばで暮らしています。それは1924年9月28日から1925年3月30日までのことでした。彼女は彼の主治医として彼に寄り添い、彼の世話をしていたのです。彼女はそのようなときでさえ、冷たい鉄のベッドの他にはほとんど何もない、快適さとはほど遠い木造小屋に住んでいました。しかし、それをも彼女は、当然のことと見なしていたのです。

ルドルフ・シュタイナーの没後、彼女の資質は大きく開花していきました。まさに花が開いていくかのように。しかしその反面、多くの誤解や反感に遭遇することになるのです。そう、アントロポゾフィー協会から彼女を次第に退かせていくことになる誤解や反感に。とはいえそこでも彼女は、彼女独自のスタイルを捨てることはありませんでした。彼女は彼女の傍《そば》にいた人々のために、彼らが抱いた憤りの一つひとつを解きほどこうと試みていったのです。彼女を傷つけた人間の内にもポジティヴなものを見出そうとする彼女の資質は、けっして失われることはありませんでした。それは、彼女がいつも抱いていた心からの願いだったのです。

彼女が迎えた死は、彼女のような威厳に満ちた存在にとってはなおさらの、深い孤独に包まれていました。死を迎えようとしていた彼女に寄り添うことができたのは、本当にわずかな人でした。彼女の真の友人たち、ドイツの、オランダの、アメリカの、そしてイギリスの友人たちは、世界が戦争の渦中にあったために、死んでいく彼女を見送ることができなかったのです。彼女は本当に孤独でした。しかし彼女を見送ることができた人々の報告によれば、彼女は彼女を迎える世界の多くの者たちに囲まれながら、太陽霊の光のなかに迎え入れられたのです。

私は今夕、とても重要なテーマ、〈七つの生命プロセス〉についてお話ししますが、このテーマはたぶん、他ではあまり取り上げられることのない独特なテーマです。私は今回の一連の講演に《イータ・ヴェクマンを偲んで》という副題を添えようと思います。私がなぜこう思ったのか、すでに皆さんはおわかりでしょう。彼女と私は何年にもわたって〈十二感覚〉と取り組み、感覚器官の働きと知覚のプロセスを集中的に研究してきました。私たちが治療教育の実際に向けてつくり出した《診断時計（Diagnostische Uhr）》は感覚の十二元性にもとづいています。[66] 私たちのところにいる子どもたちを理解しようとするとき、私たちはいつも診断時計のシェーマと向き合います。キャンプヒル運動の施設では、この数年来、さまざまな感覚が、研究と瞑想の中心に置かれています。しかし今年の10月にドイツで開催される治療教育会議では、私たちは話し合いのテーマを十二感覚から七つの生命プロセスへ向けることになるでしょう。

＊＊＊

ルドルフ・シュタイナーの講演録と著作にひととおり目を通せば、彼は七つの生命プロセスのテーマをたった二度しか取り上げていないことがわかります。ルドルフ・シュタイナーはまず１９０９年に、次に七年後の１９１６年に、アントロポゾフィーに関する講演を行なっています。[67] １９０９年に行なわれた講演のなかで彼が述べているのは、感覚に関する彼の最初の、新しい見解です。ここでは彼は、生命プロセスについては何も語っておりません。しかし彼は、この講演を講演録として出版するための速記録に、生命プロセスに関する数章を書き加えています。しかしそれにもかかわらず、彼はその出版を差し止めます。そして後にその全体が、ひとつの断章として出版されることになったのです。これがほんの数年前に出版された《アントロポゾフィー。ひとつの断章》で、そのなかの数章が、彼が七つの生命プロセスと呼んだテーマに当てられています。１９１６年８月12日に行なわれた講演でも、彼は七つの生命プロセスに言及しています。しかしそれも、一種のプロローグでしかありません。その講演内容は１９０９年に書かれたものの簡単なヴァリエーションであることがわかります。なぜならそこには大きな進展が見られません。

　このテーマは非常に重要なものであるにもかかわらず、今日に到るまでほとんど誰も取り上げておりません。[68] おそらくこれは、ルドルフ・シュタイナーがほんのわずかな手がかりしか遺してくれていない、ということにも因るのでしょう。ルドルフ・シュタイナーは１９１６年に行なった講演の後にも、個々の感覚プロセスと十二感覚全体の環について、さまざまな側面からくりかえし語っています。そしてまたそこから、十二感覚に関する、最初の、素晴らしいスケッチが描き出されることになりました。しかし生命プロセスに関する彼のことばは、なおも示唆的なものにとどまっています。私はこう思います。彼のことばが示唆的なものにとどまっているということ、それは彼が、このテーマと取り組み、拡張し、それが意味するものを認識することを、他の人間に委ねることにしたからではないか、と。―今回の三つの講演がこのテーマのもとに何らかの見解をもたらすことができるかどうかは、いずれ明らかになるでしょう。私たちの試みは、まだ始まったばかりです。このテーマをくりかえし取り上げ、考えつづけていくなら、私たちの認識もそれに伴い深まっていくでしょう。先ほどお話しした治療教育会議に参加する者にも、その認識から得られた何らかのものを寄与し得るようになっていることが望まれます。

それでは、生命プロセスに関するルドルフ・シュタイナーの考えについてお話ししていきましょう。十二感覚はいわばひとつの枠組みであると言えるでしょう。生命プロセスはこの十二感覚の内部に息づいています。

私がここでお話しするのは外形的な事柄ではありません。したがってここでは、解剖学や形態学の観点は重要ではありません。また、心理学の今日的観点も重要ではありません。重要なのは、脈動する存在、エーテル的な存在です。ルドルフ・シュタイナーは、彼の断章《アントロポゾフィー》のなかのこれに該当する章を、生命プロセスを一つひとつ数え上げることから始めています。

では七つの生命プロセスのそれぞれを、まずはドイツ語で書き出していきましょう。

英語をお話しになる皆さんには申し訳ありませんが、私がなぜドイツ語を持ち出すのか、皆さんもすぐおわかりになると思います。皆さんは二つの呼び名、二つの概念を手にすることになります。しかしそれらはむしろ、事柄の理解に役立つものになるでしょう。

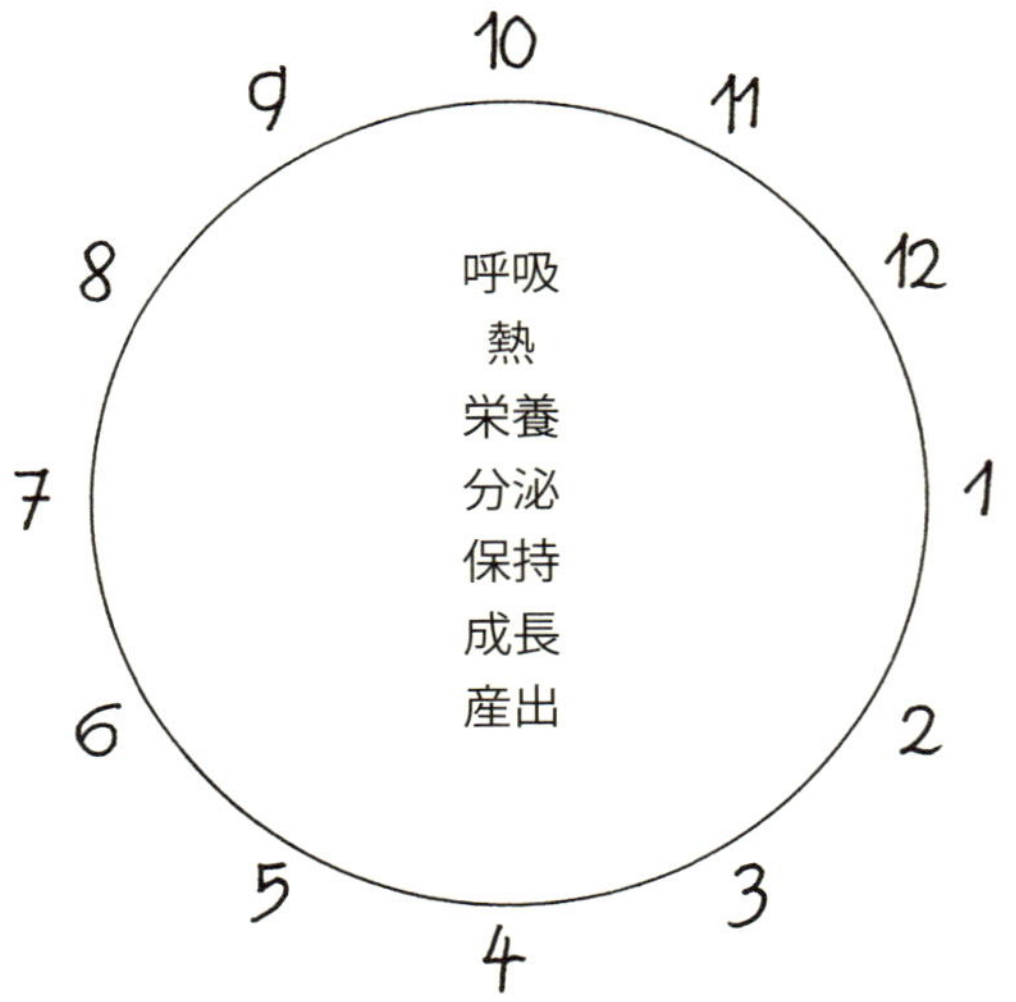
10
11
12
1
2
3
4
5
6
7
8
9
呼吸
熱
栄養
分泌
保持
成長
産出

ルドルフ・シュタイナーは**呼吸プロセス**（Atmung）から始めています。このあとに**熱プロセス**（Wärmung）と**栄養プロセス**（Ernährung）がつづきます。呼吸プロセス、熱プロセス、栄養プロセスは、最初の三つのプロセスです。次に、彼が**分泌プロセス**（Absonderung）と呼んだ、生命プロセスのなかでも重要な位置にある四番目のプロセスがやって来ます。そしてそのあとに**保持プロセス**（Erhaltung）と名づけられた非常に独特なプロセスがつづき、その次に**成長プロセス**（Wachstum）がやって来ます。そしてその次の最後のプロセスを、ルドルフ・シュタイナーは**産出プロセス**（Hervorbringung）と呼んでいます。これらの名称は１９１０年に出版された本のなかに書き出されています。彼はある講演のなかで、その本がそれまで出版されなかったことの理由についてこう言っています。その当時、ドイツ語には彼が表現したいと思う事柄に適したことばが見つからなかった、と。[69]ドイツ語がわかる方々は、この七つの言葉は何か独特なものをはっきり言い表わそうとしていることに、すぐお気づきになるでしょう。産出プロセスということばは、本当のところ、適切なことばではありません（これは次の段落の終わりの部分に述べられている事柄によるものと思われます。ケーニヒのこの指摘に準じて、それ以降はこれを〈再生産プロセス〉あるいは〈生殖プロセス〉とします）。成長プロセスということばはそのまま理解することができるでしょう。では保持プロセスは何を表わそうとしているのでしょうか？ 私たちは呼吸プロセスと熱プロセスはよく知っています。しかしこれらのことばを翻訳しようとすると、私たちはそのたびごとに二つの可能な対案を見出すことになるのです。

　では、それらを一つひとつ見ていきましょう。なぜなら生命プロセスを理解するためには、その個々のプロセスを表わしているこれらのことばを正しく理解していかなければならないからです。

▼呼吸プロセス：これはbreathingあるいはrespirationと翻訳することができます。どちらも適切な訳語です。しかしbreathingは呼吸のプロセスを、respirationは呼吸の活動性を意味します（ちなみに人工呼吸はartificial respiration）。私が何を言おうとしているか、おわかりになりますか？呼吸プロセスをこの二つのことばに翻訳することによって初めて、私たちは呼吸プロセスが意味するものを理解することができるのです。

▼熱プロセス：私たちはここでもまた、二つのことばwarmingあるいはheatingに翻訳しなければなりなりません。ただし両者は、同じもののように思われるかもしれませんが、まったく別のものです。熱プロセスはこの両方のプロセスを内包しています。

▼栄養プロセス：これはnourishingと翻訳することができるでしょう。しかしまたnutritionとも。両方とも適切な訳語です。

▼分泌プロセス：これに当たる英語のことばはsecretionひとつしかありません。

▼保持プロセス：このことばはmaintainingあるいはpreservingと、しかしまたmaintained preservationと翻訳することもできるでしょう。

▼成長プロセス：（これは訳者がつけ加えてここに置きました ― 原本にはありません）。

▼産出プロセス：これはどうでしょう？ ルドルフ・シュタイナーがここで言わんとしていることは regenerating に当たります。これはつまり ― 彼自身も１９１６年の講演で言っているように ― 再生産（生殖）を意味する reproducing あるいは reproduction に当たります。

これが、生命プロセスの七つの萌芽、七段の梯子です。

ここでは最初に、七つの生命プロセスが呼吸プロセスから始まるのはなぜなのか、という問いが生じて、私たちの生活は生まれたときの最初の呼吸から始まる、と答えられることになるでしょう。もちろん、皆さんのなかの聡明な方は反論なさるでしょう。しかし子どもは生まれる前から呼吸している、と。そしてそれに加えて、こう反論する方もいらっしゃるでしょう。そのとおり。子どもは母体のなかでも呼吸している。なぜなら子どもと母親をつないでいるへその緒は、いわば目で見ることのできる呼吸プロセスなのだから、と。たしかに、へその緒のなかには血管があり、母体の胎盤と子どもの身体をつないでいます。そこに血液が流れているのも明らかです。実際、かつてのギリシア人が・・・プネウマと呼んでいたものが血管をとおして流れているのです。〈ギリシアの医者たちは、私たちの血管系にはプネウマが浸透していると考えていた〉、などという文章を現代の生理学者が読んだなら苦笑するにちがいありません。なぜなら、ギリシア人には霊を意味していたものが、現代では空気ということばに翻訳されているからです。ギリシア人にとって、霊は脈動する空気であり、脈動する空気は霊だったのです。これを感じ取れるようになったなら、そのとき初めて私たちは、呼吸は生命を持つものと世界とのあいだにつくり出されたへその緒である、ということを理解することになるでしょう。へその緒がつくり出されていなかったなら、生命は存在することはできなかったでしょう。へその緒があればこそ、最初の一息が与えられ、最後の一息が与えられるのです — 私たちが生まれたときの最初の一息と、死んでいくときの最後の一息。空気が吸い込まれ吐き出されることをとおして、私たちのエーテル体は周囲の世界とつながります。私たちの生命体の《母親》は、私たちを包んでいる大気なのです。そして、大気の子宮とも呼ぶことのできるこの《母親》と私たちのエーテル体が、空気とプネウマのへその緒を通る吸気と呼気によってつながります。**呼吸プロセス**はこのようなことを意味します。

しかしこれだけでは充分ではありません。霊が宿るための住まいがそこに存在していなければ、それは単なる行ったり来たりの単純なプロセスでしかありません。霊はひとつの居場所を見つけ出さなければなりません — 柔らかくて、しかも頑丈な、ひとつの《家》が建てられなければなりません。この家は、外部と内部の温度に差があるときにのみ建てられます。そうであればこそ熱は、空気がそこに吸い込まれそこから吐き出され得るものをつくり出すことができるのです。これは、私たちが呼吸のプロセスで一種の布を織り始めるかのようなプロセスです。**熱プロセス**はそのための織機をつくり出します。

これがなされるとすぐに、私たちは**栄養プロセス**のもとへやって来ます。いまや周囲の熱からの分離がなされ、内部と外部をつなぐへその緒がつくり出されています。この生きている物質実体は、それを取り巻く周囲の世界の物質を取り込み始めます。空気は、内部と外部のあいだのリズミカルな流れ、熱を分離する流れでしかありません。さて、物質が取り込まれ、とどめられ、とらえられて、その性質が変えられていきます。これが栄養プロセスです。しかし外部からやって来る物質は、内部からやって来るあるプロセスと出会わなければメタモルフォーゼすることはできません。つまりここに**分泌プロセス**が始まります。食べ物を口にするとすぐに、唾液腺が分泌し始めます。皆さん、ご存じでしたか？ 分泌腺は分泌すべきものを前もって《知っている》のです。食べ物と分泌腺は鍵と鍵穴のような関係にあり、食べ物の一口ひとくちが、性質の異なるさまざまな分泌腺に迎え入れられます。消化管も、取り込んだ食べ物を溶かし、変化させ、メタモルフォーゼさせるために、ごく微量ですが、さまざまな物質を分泌しています。

さて皆さん、根本的な相違にお気づきでしょうか？ 三つのプロセス、呼吸——、熱——、栄養プロセスは外部からやって来ます。四番目のプロセス、分泌プロセスからは何かある新しいことが始まります。そう、生きている物質実体が外部からやって来るものを出迎えて、それを自らのあり方に適合させようとし始めます。とはいえ五番目の生命プロセス、**保持プロセス**が登場してこなければ、すべてが溶かされ、破壊され、排泄されてしまいます。だからそのようなことが起こらないようにするために、その破壊プロセスを変化させるものが内部からつくり出されて、少し前まではキャベツ、ブタ、ジャガイモ、あるいはパンであったものを人間化していきます。それは、それまでのものとはまったく異なる物質です。しかし、これは実際、保持プロセスと言えるものなのでしょうか？ 私たちが冬の食事のために――バクテリアに台無しにされてしまわないように、砂糖を加えたり、熱を加えて空気を抜いたりして――保存食をつくるときにすることは、人間の体内ではかなり簡単なかたちでなされます。私たちは物質を自分のものにしていきます。私たちは私たちの自我とともに、物質の内部に入り込みます。これが保持プロセス、preservation あるいは maintaining です。

保たれ、変えられ、新たなものにされていく物質のもとに、内部からの**成長プロセス**が一歩ずつ進み始めます。保持プロセスを経てきた物質だけが、成長しつつ絶えず新たなものになっていく私たちの生体に浸透していきます。そして、この成長プロセスのなかに**再生産プロセス**の力が呼び起こされて、私たちによく似た生命存在が生み出されます。

これらのプロセスをひとつの全体として表象《イメージ》すれば、私たちはそこに、いきいきと脈打つひとつの生体を見ることになるでしょう。それは、周囲の世界とリズミカルにつながり、そこにひとつの《家》を築きます。この家は外部から取り込んだ物質を満たし、それを自らの力で破壊して、再び新たに、自らのあり方にふさわしいものにつくり上げていきます。そしてその生体は成長していき、自らの似姿を再生産するようになるのです。――これらのプロセスを全体として見通すことができたとき私たちは、真の生命に対する最初のまなざしを身につけることができるでしょう――外部から満たされ、周囲の世界に包み込まれている生命。とはいえ自ら、そのなかに根を下ろしている生命。外部から絶えず取り込む物質を変化させ、自らのあり方にふさわしいものにしている生命。そして死を迎えたとき、それを――それがそこから取り出された――そもそもの子宮に返していく生命。

生命プロセスに関するこの最初の描写を頭に入れた上で、それをいきいきと具体的に思い浮かべるよう努めるなら、私たちはさらなる一歩を進めていくことができるでしょう。しかしここには重要な問いが生じます ― これらのプロセスはどのような器官のなかに生起しているのでしょうか？ ルドルフ・シュタイナーは、それは自明のことだと言っています。

《主たる呼吸器官である肺は、熱プロセスに仕えている血液器官と結びついています。この血液器官は、栄養プロセスにかかわっている消化器官に合流します。そして、このようなプロセスはさらにつづきます[70]》

彼はしかし、この《さらに》の部分の説明を遺してくれてはおりません。分泌プロセスが腺組織と関連していることはイメージすることができるでしょう。しかし、私たちは何をもって保持し、成長し、再生産しているのでしょうか？ もちろん生殖器官はあります。とはいえ、それはひとつの手段でしかありません。私は思うのですが、ルドルフ・シュタイナーはたぶん、この道の半分を私たちに委ねたのです。しかし、この七つの生命プロセスを一度に全部見わたすことができ、体験することができたなら、それはどんなに素晴らしいことでしょう。そう、それこそが望まれます！ 私たちは来週、この方向へのさらなる前進を試みようと思います。

二　マクロコスモスの似姿としての生命プロセス　１９６０年３月10日

皆さん、ご理解いただけることと思いますが、きょうのこの講演でも、また次の木曜日に行なうことになっている講演でも、このテーマ、七つの生命プロセスに関しては多くのことをお話しすることはできません。きょう皆さんにお伝えすることができるのは、いわば一定の基本的な考えでしかありません。しかし皆さん、皆さんがそうしようと思われるなら、その基本的な考えを皆さんご自身でさらに深めていくことができるでしょう。―ルドルフ・シュタイナーは《アントロポゾフィー。ひとつの断章》のなかで、七つの生命プロセスを一つひとつ数え上げていますが、その説明はきわめて簡単なものでしかありません。しかしこのテーマは、非常に広い領域にわたる、きわめて重要なテーマなのです。なぜならそれらのプロセスは、私たちが生命と呼んでいるものの全体的なあり方に、大なり小なり関連しているプロセスであるからです。

では始めましょう。私は先日の講演で七つの生命プロセスを一つひとつ取り上げて、それらがどのような性質のプロセスであるかを描写しようと試みました。

呼吸プロセス
熱プロセス
栄養プロセス

分泌プロセス
保持プロセス
成長プロセス
再生産プロセス

私は前回、七つの生命プロセスのうちの最初のそれは**呼吸プロセス**であると言いました。なぜなら私たちはこのプロセスによってこそ初めて、世界とつながることになるからです。これは本質的には、私たちと世界とのあいだを行き来しているもの、私たちと世界が互いにやりとりしているもの、へその緒のように、私たちと世界を結びつけているもの、そう、私たちが〈リズム〉と呼んでいるものです。ここには内も外もありません。ここにあるのは、内にも外にもあって互いにかかわり合っている二つのものです。それは世界の両の腕《かいな》のなかで呼吸しています。しかしここで決定的に重要なのは、空気の呼吸ではなく、リズミカルに行き来している、そのプロセスなのです。

次にやって来るのは**熱プロセス**です。吸い込まれたものが、ここで熱にとらえられます。呼吸プロセスに関しては、私たちはある始まりとしてのA《アー》の音声を感じ取ることができるでしょう。呼吸プロセスは、この熱プロセスのなかで、一種の形体、ひとつの形姿（Gestalt）のなかに運び込まれます。呼吸プロセスは熱を吹き込まれ、それによって自らを形づくり始めます。そして、この、外の世界から分離され、熱を吹き込まれ、形姿を身につけたものは、その素地のもとに食べ物を取り込み始めます。こうしてそこに**栄養プロセス**が生じます。これらが最初の三つのプロセスです。これらのプロセスは、周囲の世界と密接に結びついています。

生命プロセスがここまでやって来ると、それに応えて**分泌プロセス**が浮上してきます。分泌プロセスは、呼吸—、熱—、栄養プロセスとともに働きます。このプロセスは取り込まれた物質に働きかけ、その性質を変化させます。そしてそれを**保持プロセス**が、自分のものにしていきます。これがなされるとすぐ、自分のものとなったその物質が自らの存在を主張し始め、そこから**成長プロセス**が始まります。そして、生体がある一定の大きさにまで成長すると**再生産プロセス**が可能になり、生体は自らを再生産することができるようになります。一種の梯子を形成しているこの七元性のなかに、私たちは七つの生命プロセスの原型像を見ています。しかし、ここに多くの問いが生じます。それというのも、ルドルフ・シュタイナーが遺したわずかな示唆のもとに、この領域のなかに深く入り込んでいけばいくほど、すべてが曖昧に感じられるようになるからです。前回の講演の終わりに、私たちはこう問いました—この七つの生命プロセスにかかわっている器官はいったいどこにあるのだろうか？そして私たちはその問いに、ルドルフ・シュタイナーの示唆に言及しつつ答えました。呼吸プロセスに向けられている器官はもちろん肺であり、熱プロセスには血液循環が、栄養プロセスには消化管が向けられている、と。同じように、残る四つの生命プロセスにも、それらに向けられている器官があると考えられます。しかしそれらがどの器官に当たるのかを、彼は一度も語ってくれませんでした。それらの器官を探し出すためのヒントは、彼のことばのなかにはありません。

他の疑問も生じます。ルドルフ・シュタイナーは1916年8月12日に行なった講演のなかで、〈七つの生命プロセスを七つの惑星と結びつけるだけで、マクロコスモスとミクロコスモスが互いにどのように向き合っているかがわかるだろう〉と、実に簡単に述べています。[71] しかし、その結びつきはどうしたら見つけ出せるのでしょうか？ 土星、木星、水星、金星、月、太陽、火星と、この七つの生命プロセスは、どのように結びついているのでしょうか？ 私たちはこの関係に関するジグソーパズルをつくり出し、そのピースの一つひとつがどの部分にぴったり合うか、はめ合わせていくこともできるでしょう。しかしそれは、このような事柄に対する適切なやり方ではありません。ここにはなお多くの問いが浮上してきます。

とはいえ《アントロポゾフィー。ひとつの断章》の生命プロセスに関する章のなかには、私たちをさらに導いてくれるであろうと思われる、ある記述があります。しかし私たちは慎重であらねばなりません。それというのも、この本にはきわめて難解な表現が用いられているからです。ルドルフ・シュタイナーはこう述べています。

《ある〈生命世界〉が存在し得るためには、ある世界から生命器官がつくり出されなければなりません。ある世界、それは、感覚器官を形成する諸力が感覚界のはるか上方に存在するのと同じように、生きとし生けるもののはるか上方に存在する世界です。その世界は、生命器官を形成するその作用の内に顕れます。呼吸―、熱―、栄養プロセス、等々、生命プロセスの個々の領域は、その世界のなかに生命プロセスと同じ数だけ存在する領域を指し示しています[72]》

この少し前に、ルドルフ・シュタイナーはこのように言っています。霊の世界はいわば十感覚をつくり出す（その当時、彼は十二感覚ではなく十感覚について述べていました）。そしてその十感覚の環の背後に、それらをつくり出した霊の諸力が存在する、と。彼は、これに関してはそれ以上のことは語らず、来週私が取り上げようと思っている他のさまざまな事柄に言及していきます。

《感覚知覚と生命プロセスとのあいだにも、はっきりとしたつながりがあります。たとえば呼吸プロセスを取り上げて、それを聴覚知覚と結びつけてみましょう。ここでは、呼吸プロセスと聴覚知覚のそれぞれに対応している身体器官が、外の世界と向き合っています。これは、異なる二つの器官の双方と結びついているものが外の世界のなかに明らかになる、ということを指し示しています[73]》

一方には呼吸プロセスがあり、他方には聴覚プロセスがあります。そして、両者の背後には空気が存在しています。聴覚は空気と結びついています。音は空気の波に乗ってきます。とはいえこの両者、呼吸プロセスと聴覚プロセスの場合には、それぞれまったく異なる器官が形成されています。呼吸プロセスの場合、空気はリズミカルに吸い込まれ吐き出されます。そしてそこに、呼吸される空気に向けられた器官としての肺がつくり出されます。音に向けられた器官としての耳の場合には、空気は、空気のなかに息づいていている存在、響きや楽音となって顕れる霊的存在を運びます。この二つの器官の背後には、ひとつの同じ要素、空気が存在しています。

ルドルフ・シュタイナーはつづけて述べています。

《これと同じようなことが、他の感覚器官と生命プロセスの場合にも明らかになります。味覚に目を向けてみましょう。呼吸プロセスには聴覚が結びついているように、味覚には分泌プロセスが関連しています[74]》

この二つの示唆をひとつの道しるべとして、私たちはさらに次のように進めていくことができるでしょう。

聴覚———呼吸プロセス
熱感覚———熱プロセス
視覚———栄養プロセス
———
味覚———分泌プロセス
嗅覚———保持プロセス
平衡感覚———成長プロセス
運動感覚———再生産プロセス

呼吸プロセスは空気と結びついています。熱プロセスは熱と、栄養プロセスは光と、分泌プロセスは音と、そして保持プロセスは生命と結びついています。

聴覚———呼吸プロセス———空気
熱感覚———熱プロセス———熱
視覚———栄養プロセス———光
味覚———分泌プロセス———音
嗅覚———保持プロセス———生命

このように、私たちは空気から出発し、熱を経て、光——、音——、生命エーテルの世界へ向かいます。そして、呼吸——、熱——、栄養——、分泌——、保持プロセスの背後に存在する五つの領域を理解し始めます。[75] 呼吸プロセス（Atmung）は空気のもとに生じます。大気（Atmosphäre）が、吸気と呼気のプロセスのなかで内へ外へと動きます。熱、熱プロセス、熱感覚のつながりを理解するのは難しくはありません。では栄養プロセスと光との結びつきは？ かつて食べ物はすべて、宇宙的な食べ物の流れによって与えられていました。この宇宙的な食べ物の流れ、今日でもなお私たちの感覚器官をとおして私たちの内に浸透している流れは、光に運ばれた光エーテルと生命エーテルに他なりません。[76] 地球上に存在する物質は、その最小のものに到るまでのすべてが、凝縮した光なのです。そして私たちがそれらを食べ消化していくとき、私たちはそれら光の結晶のすべてを、その物質的なあり方から解き放っているのです。これが私たちの体内で実際に生起している消化のプロセスです。私たちは、私たちが目で見ている光、私たちが食べている光を消化しています。まさにこのことから、栄養プロセスは物質すべての背後に存在する光と結びついていることが明らかになるのです。

　分泌プロセスが登場してくるとともに、さまざまな物質の共同作業が始まります。私たちが食べ物を摂取するたびに、それに対する内部からの応えとしての分泌プロセスが生じて、摂取されたさまざまな物質に的確に向き合います。この両者、摂取された食べ物とその結果として生じる分泌作用は、鍵と鍵穴のように互いにぴったり重なり合います。これはゲーテが親和力（Wahl-verwandtschaften）と名づけたものの働き、そう、世界のなかで作用しているすべての物質とその物質的形体をしっかり支えている、音エーテルの働きです。そして生命エーテルが、外からやって来た諸物質を破壊すると同時に、それらを個性化していく再構築プロセスを発動させます。

私たちはこのようなやり方で、呼吸プロセスから始まる五つの生命プロセスの背後に、空気、熱、光、音、生命の世界を認識します。では、成長プロセスと再生産プロセスの背後には何があるのでしょうか？　私たちが成長するとき、そこには何が起こるのでしょうか？　平衡感覚はなぜ、そしてどの程度まで、成長プロセスとつながっているのでしょうか？　平衡感覚の背後には何があるのでしょうか？　聴覚が空気と結びついているのと同じように、平衡感覚の背後には空間そのものが存在しています。そして、この三次元空間は、私たちに平衡感覚を保たせるために、私たちの内耳のなかに半円形をした三つの管をつくり出しました。この三つの管は、血液が循環する三つの方向も表わしています――頭部の動脈は上方から下方へ、胸部の動脈は左右の水平方向へ、そして下腹部の動脈は前方から後方へ向かっています。これが三次元空間の方向です。これらのすべてが、成長プロセスの背後に存在しています。私たちは成長するとき、この空間を満たしていきます。私たちが成長していくことによって、この空間は絶えず新たなものになっていきます。この空間は、成長する物質実体、成長する器官、成長する人間によって、内部から連続的に満たされていなければ存在することはできません。さまざまな器官の成長は、この空間を生命のもとにつなぎとめているのです。

再生産プロセスと運動感覚の背後に存在しているのは、時間の領域に他なりません。私たちは空間のなかに成長し、時間のなかで繁殖します。私たちの前に両親が生き、私たちの後に子どもたちが生きていきます。再生産プロセスは時間界を絶えず生命につないでいます。私たちが子孫を生み出さなくなってしまったなら、そう、私たちの再生産プロセスが終わってしまったなら、時間の流れはそこで止まってしまいます。時間は再生産プロセスのなかに息づいているのです。

平衡感覚――成長プロセス――空間

運動感覚――再生産プロセス――時間

私たちはこのような背景のもとに、七つの生命プロセスと―中世的宇宙観にもとづく―マクロコスモスとの関連を示す最初のスケッチ（次ページ）を描くことができます。まず水圏が地球を覆い、それを大気圏が覆っています。次いで大気圏を熱のマントが覆い、そしてそれを、ルドルフ・シュタイナーが〈光が生じる領域〉と呼んだ層が覆っています。ルドルフ・シュタイナーは医師たちに向けたある講演のなかでこう言っています。地球上の光は太陽からやって来ると考えるのはまったくばかげている。光はこの光の領域のなかで生長するのだ、と。[77] 植物と同じように光は生長するのです。光の世界は音の世界に包まれており、音の世界は生命エーテルの世界に包まれています。その向こう側が空間です。そしてこれらのすべてを、圧倒的に巨大な時間界が包み込んでいます。これらが七つの層です―時間、空間、生命、音、光、熱、空気。これらが、人間の内の七つの生命プロセスに映し出されている宇宙像なのです。

もう一歩先へ進んでいけば、私たちはこう問えるようになるでしょう。七つの生命プロセスと惑星

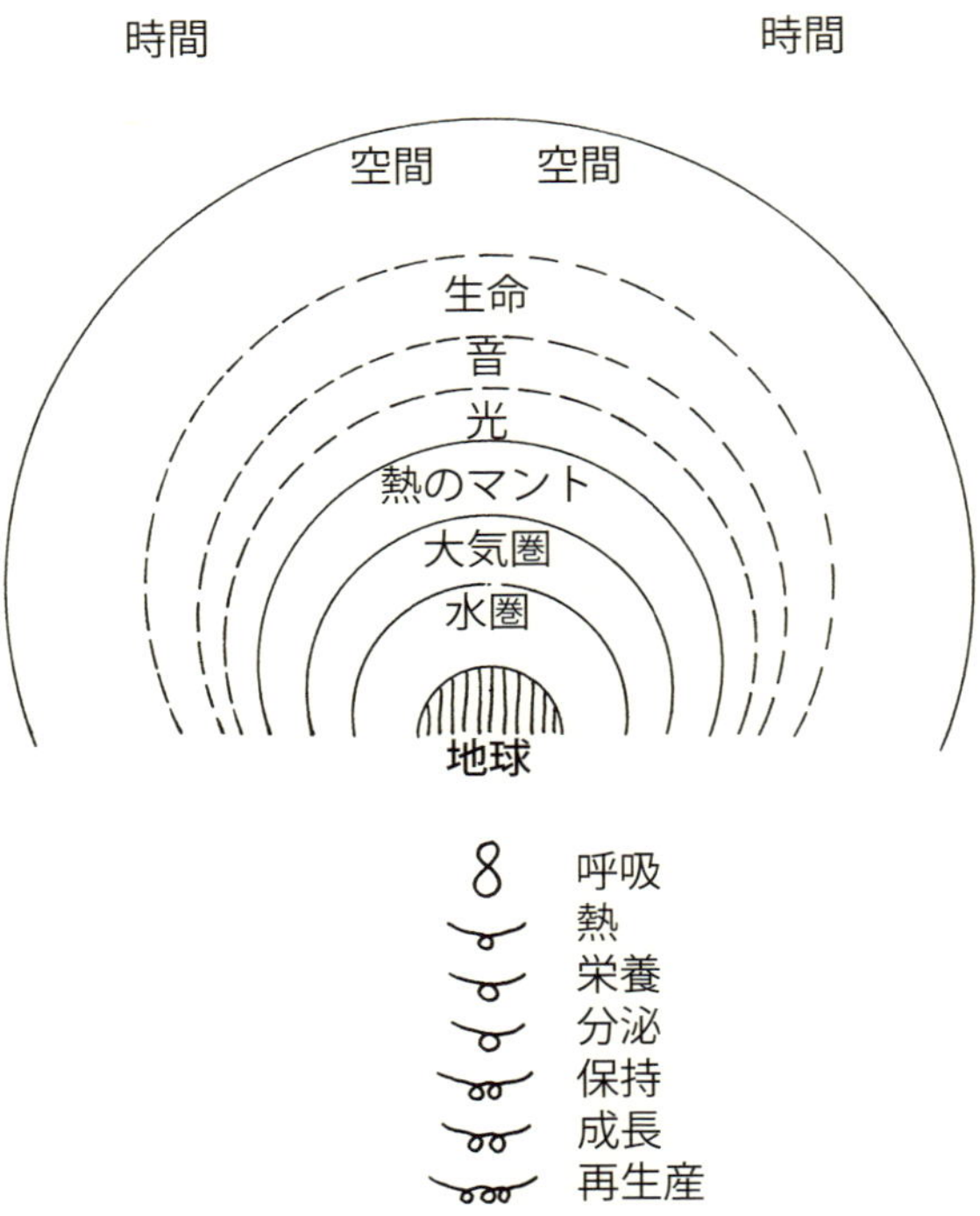
時間
時間
空間
空間
生命
音
光
熱のマント
大気圏
水圏
地球
呼吸
熱
栄養
分泌
保持
成長
再生産

との関係はどのようなものなのか？ そもそも、そこに何らかのつながりを見出すことはできるのか？ ― 七つの生命プロセスの活動性を深く考えていけばいくほど、私たちはこう言わざるを得なくなるでしょう。七つの生命プロセスは、土星、木星、火星、等々の物質的天体とはまったく関連していないし、私たちの存在全体を支えている ― と思われている ― 地球の作用とも関連していない、と。七つの生命プロセスの内に明らかになるのは、一種の進化（Evolution）なのです ― 私たちの内で一時も滞ることなく実現されている進化、呼吸―、熱―、栄養プロセスと分泌―、保持プロセスとの出会いをもたらし、成長プロセスと再生産プロセスとの出会いをもたらす進化。生命プロセスはつねに、この七つの段階を順に踏んでいかなければなりません。保持プロセスは呼吸プロセスのあとに直接つづいてはならず、成長プロセスは栄養プロセスのあとに直接つづいてはなりません。もしそのようなことが起こったなら、私たちは病気や死に見舞われることになるでしょう。

この順番はつねにしっかり守られなければなりません。なぜなら人間は、発達‐成長していくプロセスのなかにある、ひとつの生体であるからです。それゆえその背後には、ただひとつの原型像が存在し得ることになるのです。（以下は次ページのシェーマを参照のこと）そしてそれは土星です。土星は太陽となり、月の内へ変化し、地球へ濃縮し、木星へ向かい、最終的には金星の内へ移行していきます。

呼吸プロセスを土星に結びつけるとき、私たちはルドルフ・シュタイナーが意志霊《トローネ》について描写した像を思い起こします。― トローネは彼らの物質実体を吐き出します。その結果、最初の物質存在がつくり出され、再び吸い込まれます。[78] これが、かつてといまの《呼吸》の原初的世界であるのです。これに熱プロセスがつづきます。これは、私たちをさらに先へ導いてくれる慈愛に満ちた太陽熱です。

地球 ♁

土星	♄	呼吸プロセス
太陽	☉	熱プロセス
月	☽	栄養プロセス
火星	♂	分泌プロセス
水星	☿	保持プロセス
木星	♃	成長プロセス
金星	♀	再生産プロセス

次は月です。ここではすでに人間は、知覚する存在、感じる存在、感情を持つ存在になり始めています。したがって栄養（食べ物）を摂取するようにもなっています。この三つ（土星―呼吸、太陽―熱、月―栄養）は私たちに、神の腕に抱かれていたかつての人間の発達段階を思い起こさせます。私たちは呼吸を、熱を、栄養を与えられ、それらを感謝とともに身につけます。私たちは高次の諸存在と結びつき、存在《ザイン》のふところに息づきます。次につづくのは地球の発達期です。しかし地球は二重の仕方で発達します―最初に火星として、次に水星として。摂取したものを分泌プロセスのなかで破壊することによって、私たちは個別化し始め、私たち独自のあり方にもとづく行動をし始めます。しかしこれがなされるとすぐに、私たちが破壊しなければならなかった物質はとらえられ、私たち独自の物質につくり上げられます。そしてその結果、私たちは私たち自身を養い保持するようになるのです。こうして私たちは成長し始めます。そう、私たちは木星によって空間のなかへ成長していきます。そしてそれによって、未来にやって来るべきものを、いまここにある存在に呼び起こさせます。そして私たちは最終的に、再生産プロセスをとおして金星と結びつきます。なぜなら私たちはみな、時間の流れの終点へ向かうからです。時間は、存在の始まりとともに流れ始め、私たちが再び神の個別化された部分になったときに止まります。

　こうして私たちは認識します。七つの生命プロセスは過去から現在を経て未来にまで及んでいる、と。七つの生命プロセスは、宇宙の始まりから終わりに到るまで、そう、アルファからオメガに到るまで私たちを包んでいるものの、ひとつの小さな似姿なのです。しかしこれらのすべては現在の惑星圏とどのように結びついているのでしょうか？ルドルフ・シュタイナーは七つの生命段階について、

地球 ♁

土星 ♄	呼吸	→	♄	松果体
太陽 ☉	熱	→	♃	脳下垂体
月 ☽	栄養	→	♂	甲状腺
火星 ♂	分泌	→	☉	副甲状腺
水星 ☿	保持	→	♀	胸腺
木星 ♃	成長	→	☿	副腎
金星 ♀	再生産	→	☽	生殖腺

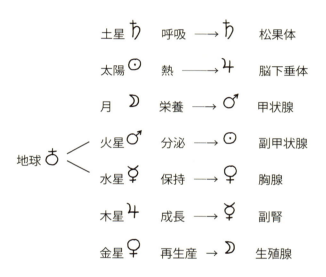

もうひとつ別の関連から語っています。[79]その段階を彼はこう呼んでいます — 感覚生命、神経生命、呼吸生命、循環生命、消化生命、運動生命、再生産生命。ここで私たちはすぐ気づきます。これは、七つの惑星領域の現在の配列と結びつけることができる。たぶん、これまで述べてきた七つの生命プロセスとも、と。

皆さん、皆さんはきっと、次に挙げる生理学用語をお聞きになったことがあるでしょう。七つの内分泌腺です — 松果体、脳下垂体、甲状腺、副甲状腺、胸腺、副腎、生殖腺。これらも生命プロセスの七つ組と言い得るものです。かつて呼吸プロセスであったものはいまもなお松果体と結びついている、ということを説明するのは難しいことではありません。また、かつて — 太陽とともに — 熱プロセスであったものは脳下垂体と、かつて栄養プロセスであったものは甲状腺と結びついているということも。これらの関係を理解していただくために、甲状腺と栄養プロセスとの結びつきを例として取り上げ、具体的に説明していきましょう。甲状腺は胎児の舌の奥から発達していきます。ひとつの小さな溝が舌の上に生じます。それは喉のなかを下方へ向かい、発達しつつある喉頭の前でひとつの腺になるまで発達します。しかし甲状腺はどのような機能を持っているのでしょうか？ 甲状腺はヨードを濃縮します。ヨードは暗さと結びついている物質です。光エーテルを遠ざけるには、ヨードのマントを適切な場所につくり出すだけでよいのです。そうすれば、光はもう入ってくることはできません。これは単純なことです。ヨードの暗さが、光を化学的‐エーテル的に呑み込んでしまうのです。すでにお話ししたように、栄養プロセスは光の領域からやって来る生命力とかかわっています。この生命力に、暗さの中枢器官としての甲状腺が向き合います。

惑星がそれぞれの作用圏から ― 木星が木星の作用圏から、火星が火星の作用圏から ― 濃縮したのと同じように、松果体、脳下垂体、甲状腺、副甲状腺、胸腺、副腎、生殖腺は、それぞれその作用圏から一定の部位へと濃縮した器官です。そしてそれらはそのようなものとして、七つの生命プロセスを解放し、それらの活動を促します。

甲状腺は私たちの存在の暗さを集めます。そしてそれによって、光の作用圏のなかでの栄養プロセスを可能にします。脳下垂体は放射する力（これは光ではありません）を有しています。この力、脳下垂体の放射する力は、私たちの指、腕、脚、足、等々の成長を導きます。母性的な力、さまざまな部分の発達プロセスを調和させる熱の力は、この放射する力に添いながら作用します。

呼吸プロセスはリズムです。リズムを持たなくなった今日の松果体は、かつては呼吸する器官でした。松果体は、宇宙の物質実体を吸い込んでは吐き出していた眼、頭頂部に開いていた《呼吸する眼》だったのです。[80] それは、私たちのかつての生命様態であった〈光から成る身体〉の感覚器官でした。この器官は次第に退化‐収縮していき、カルシウム結晶を満たしたちっぽけな松果体だけが残され、固定されました。そして、松果体がしかるべき部位に固定されたことによって、呼吸リズムが生じ得るようになりました。他の内分泌腺の場合にも、これと同じような背景を示すことができるでしょう。

この（140ページの）シェーマをよく見れば、現在の土星はかつての土星圏から分離した天体であることがわかるでしょう。天体はその作用圏から吐き出されたものなのです。太陽圏からは木星が生まれ、火星は月圏から生まれました。地球紀における最初の段階では、太陽圏は地球を分離することになりました。第二の段階では、水星と金星が入れ替わらなければなりませんでした。そしてそれをもって、現在の惑星諸領域が生まれることができたのです。これはまた後に、水星と月とのあいだにも起ることになるでしょう。

私たちはこれを、ひとつの全体として見ることができるでしょう。ここにはいくつかの矛盾も見られます。しかしその矛盾は、理解しようと努めることによって発展的に統合することができるでしょう。ここに挙げた手がかりは非常に凝縮されています。しかし、私たちがこの七つの生命領域について深く瞑想するなら、それはとても有益なものになるでしょう。

三　生命プロセスの治療教育的観点と医学的観点　1960年3月17日

私たちは最初の講演で、七つの生命プロセスを一つひとつ取り上げ、それらのあり方をルドルフ・シュタイナーのことばに結びつけながら描き出しました。また前回の講演では、個々の生命プロセスはそれがそのまま表われるのではなく、ある秩序のもと、地球と宇宙のしくみのなかに、空気、熱、光、音、生命、空間、時間に包み込まれて表われる、ということについてお話ししました。そこではまた、七つの生命プロセスと七つの感覚器官を関連づけることもできましたし、七つの生命プロセスが動き出す順序と、それらの関連を感じ取ることもできました。

きょうは、いままで述べてきた七つの生命プロセスを治療教育と医学の観点から見ていこうと思います。しかしその前に、ぜひお話ししておきたいことがあります。それは、ルドルフ・シュタイナーは七つの生命プロセスを取り上げるときはいつも、それらのプロセスを十二感覚と結びつけて話していたということ、またそのときは同時に、〈静止するに到った十二感覚〉と〈湧き出る生命の内のいきいきとした七つの生命プロセス〉とをはっきり区別して語っていたということです。このシェーマを見てください。これは私がつくったものですが、これがこのようなものになったのには、あるはっきりした理由があります。皆さん、このシェーマを見ながら考えていけば、私がなぜこのような特殊な

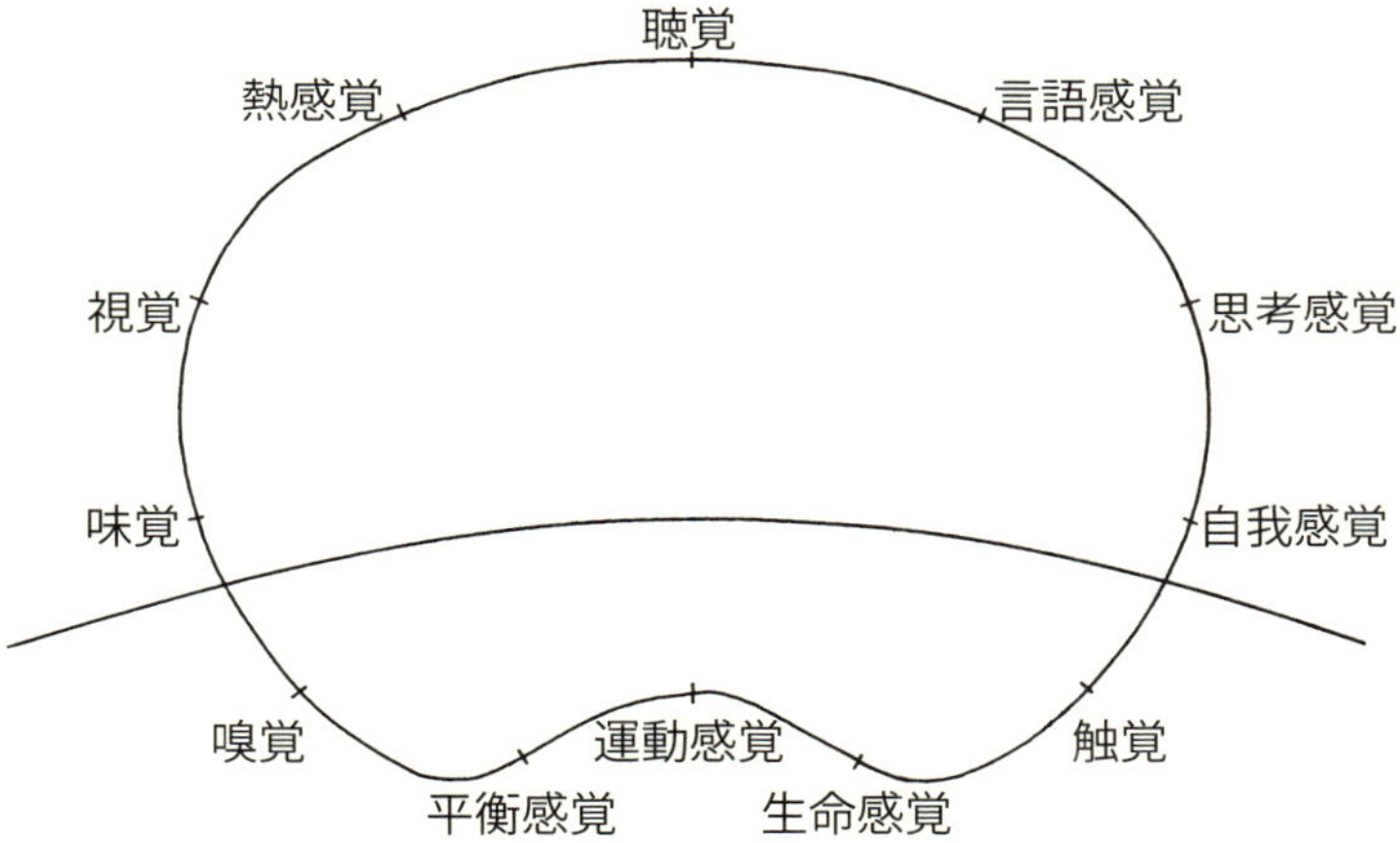
聴覚
熱感覚
言語感覚
視覚
思考感覚
味覚
自我感覚
嗅覚
運動感覚
触覚
平衡感覚
生命感覚

シェーマを描くことになったのかも理解していただけることになるでしょう。外側の環は十二感覚を示しています ― 最初に触覚があり、それに生命感覚、運動感覚、平衡感覚、嗅覚がつづき、次に味覚、視覚、熱感覚、聴覚、言語感覚、思考感覚、自我感覚がつづきます。

ルドルフ・シュタイナーは、十二感覚について語るときはいつも、〈十二感覚の環と地球空間〉、〈地球空間と人間の物質体〉、そして〈人間の物質体と意識〉を結びつけて語りました。これらの結びつきは、静止するに到った十二感覚と結びついている私たちの自我によってのみ可能になります。私たちの自我は、この十二感覚 ― 上の七つ、下の五つ ― と、大なり小なりかかわっています。自我は、下の五つの感覚をとおして私たちの身体と結びつき、それをもって私たちに意識の土台をもたらし、上の七つの感覚をとおして周囲の世界と結びつき、それをもって私たちに覚醒した意識 ― 見る、聞く、理解する、考える、等々の能力 ― をもたらします。私たち人間存在は身体的・霊的に、このようなあり方をしています。しかしなおその内部には ― 卵形の小さな円のなかに示されている ― 呼吸、熱、栄養、等々の静止することのないプロセス、世界とのつながりを断つことなく、世界とのあいだを絶えず行き来しているプロセスが存在しています。

そう、これが七つの生命プロセスです。上から、呼吸―、熱―、栄養プロセス、真ん中に分泌プロセス、そしてその下に保持―、成長―、再生産プロセス。十二感覚が人間の自我と結びついているように、七つの生命プロセスは人間のアストラル体と結びついています。アストラル体の欲求と情熱と、その他アストラル性に属しているあらゆる要素はエーテル体と、つまり七つの生命プロセスと緊密に織り合わされています。そしてその周囲に、私たちの自我と身体との結びつきによって生じ

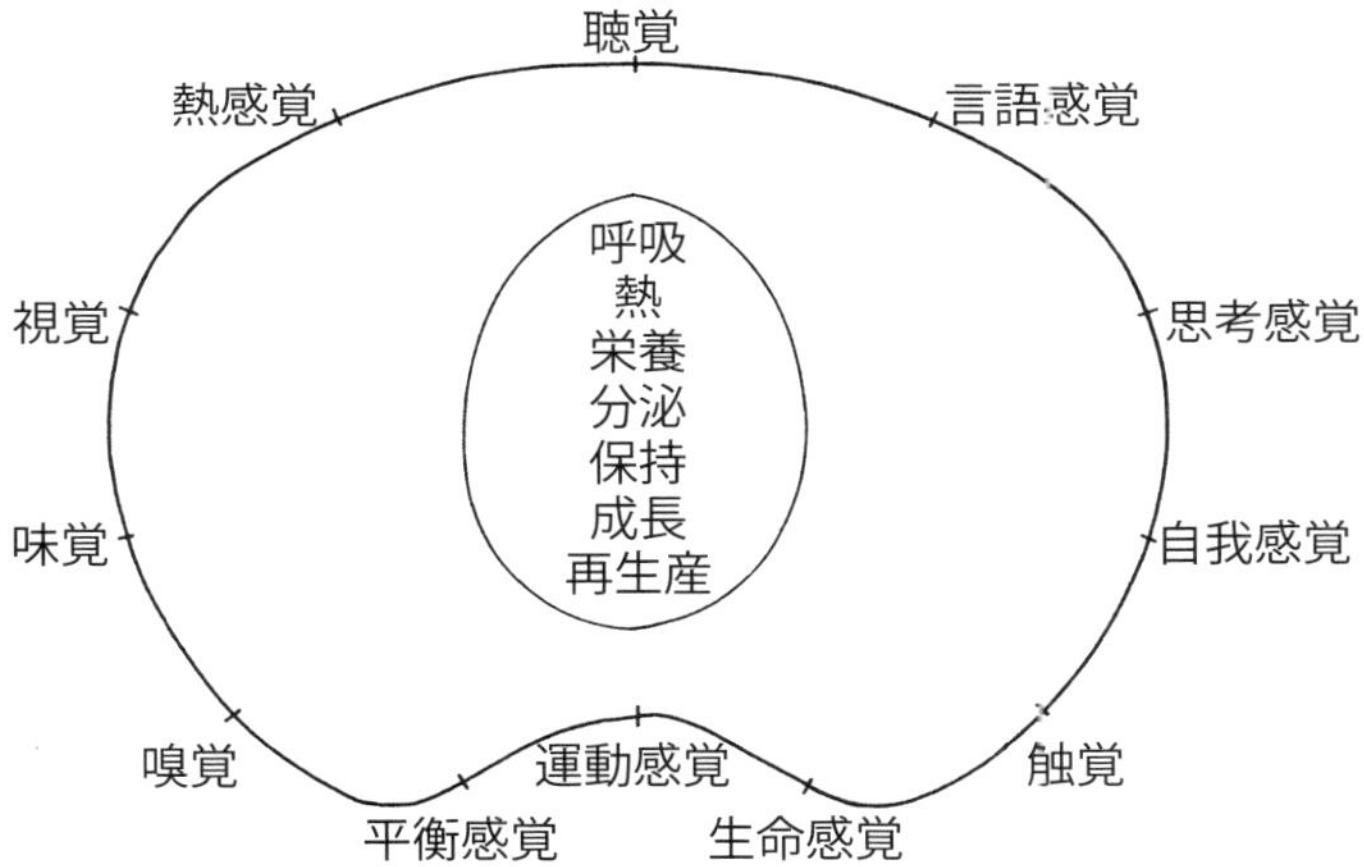
聴覚
熱感覚
言語感覚
視覚
思考感覚
味覚
自我感覚
嗅覚
触覚
運動感覚
平衡感覚
生命感覚
呼吸
熱
栄養
分泌
保持
成長
再生産

る、私たちの意識が登場します。― 誰もが七つの生命プロセスを知ることができます。しかしそれは経験からではなく、描写し得るものであるということから知ることができるのです。私たちは考察することによって、外側から、七つの生命プロセスと出会います。私たちはこう表象《イメージ》するべきなのです。それは《第二の人間》、私たちの内なる第二の存在である、と。

古月紀の環境下における生命プロセスは、今日のそれとは大きく異なるあり方をしていました。ルドルフ・シュタイナーはこう言っています。古月紀における感覚器官はまだ生命プロセスであった。したがってそれは、やはり七つしかなかった。その当時の生命プロセスは、私たちが知っている今日のそれとは比べられないほど、魂的にいきいきとしていた。古月紀にはまだ硬い物質は見られず、程度の差はあれ、すべてが液体状態にまでしか濃縮していなかった。人間の内にはいきいきとした七つの感覚プロセスしか作用しておらず、生命感覚も、触覚も、自我感覚、思考感覚、言語感覚もなかった。そこには ― 先週、私たちが七つの生命プロセスに属するものとして数え上げた ― 七つの感覚プロセスしかなかった。古月紀には自我はなかった。したがって、言語感覚、思考感覚、自我感覚もなかったし、触覚もなかった。すべてがいきいきと息づいていた周囲の世界に拡がる存在であった人間の内には、個々別々の生命プロセスは存在していなかった、と。[81]

さて、私たちはここでは、いわゆる先祖返りが生じ得ることを考えに入れておかなければなりません。ルドルフ・シュタイナーは、私たちの内の《第二の人間》の何かが決壊し、それが意識の領域に表われることがある、と述べています。彼は、ヒステリーに起因する腫脹（腫瘍や炎症などによる腫れ）

や自殺願望などについて述べているシュライヒ Carl Ludwig Schleich の著作から、ひとつの例を引用しています[82] ― ある婦人がスズメバチに目を刺されたと言い張ります。部屋のなかにはスズメバチなどいなかったのに。その部屋には換気扇があり、スズメバチが飛んでいるような音がしていただけでした。しかしその婦人は、その《換気扇スズメバチ》が彼女を刺したのだと言い張ります。そして実際、彼女のまぶたはひどく腫れ上がっています。― このようなことが起こることはよく知られています。しかしここでは、ルドルフ・シュタイナー自身が引用したこの例に関してのみお話しします。この引用につづけて彼はこう述べています。今日の 私たちが身につけるに到った思考は、腫れものを引き起こし得る状態にはない。しかし、諸成長プロセスが実際に意識の内に深く侵入してきたときには、このようなことはごく自然に起こり得ることなのだ、と。彼ははっきり述べています。生命プロセスが魂的領域に侵入し、感覚プロセスに生命を吹き込むと、それは先祖返り状態を生じさせて、私たちに幻覚を体験させることになる。そしてそれは、幻覚に苦しんでいる人間を泣き叫ばせることにもなり、ひいては狂乱状態に陥らせるほどにも強まることがある。このようなことが起こるのは、その幻覚がもはや現実と区別することができないほどにも現実的なものになっているからである、と。

ルドルフ・シュタイナーはこのように述べるとともに、生命プロセスの実際的な理解を助けてくれることになるであろう非常に重要な事柄についても述べています。そう、二つの観点が考慮されなければなりません。私たちは第一の観点から始めます。しかし同時にもうひとつの観点、第一のそれの対極的な観点も考慮されなければなりません。なぜならそうしてこそ、事柄に関する最初の印象が得られることになるからです。ルドルフ・シュタイナーは七つの生命プロセスについて、次のように述

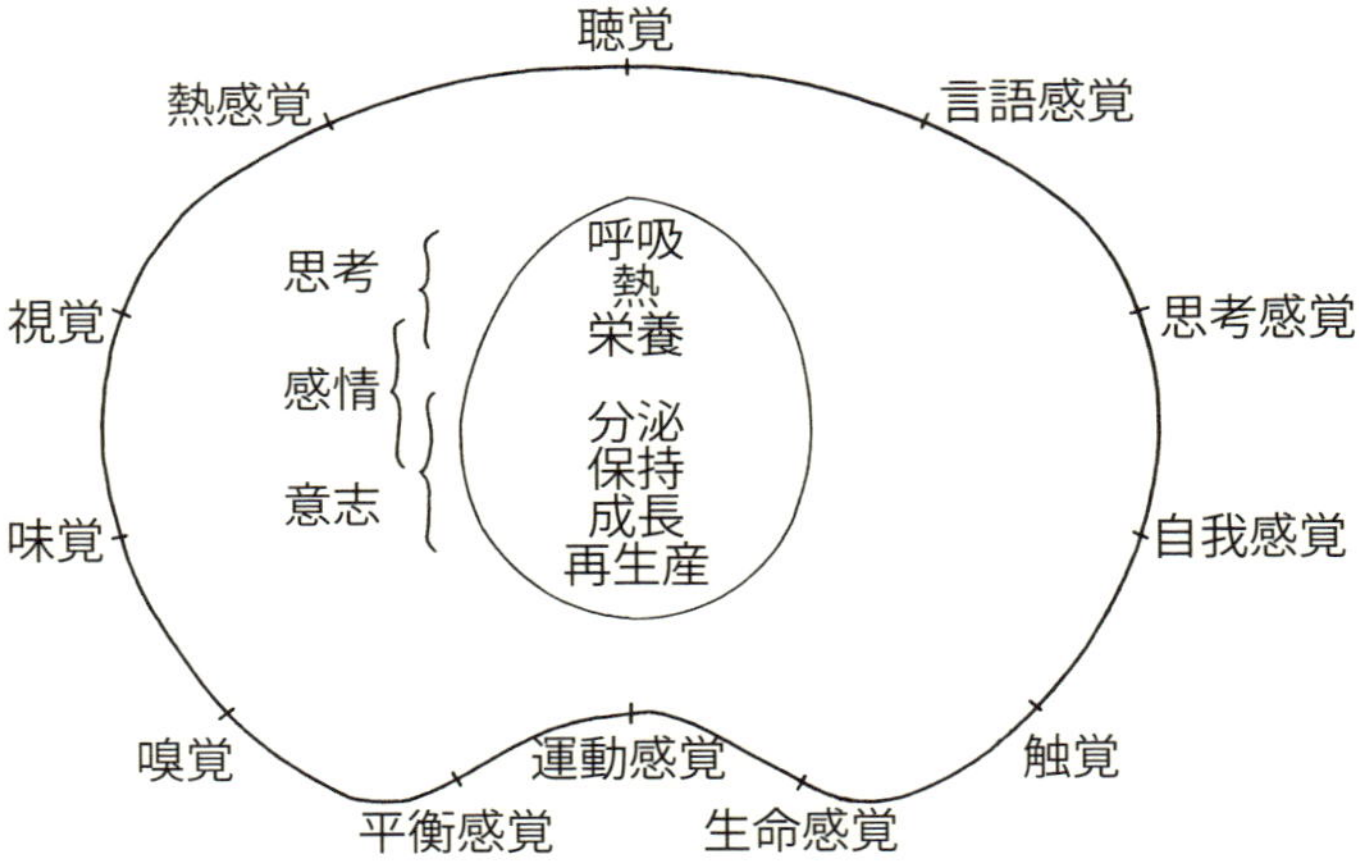
聴覚
熱感覚
言語感覚
視覚
思考感覚
味覚
自我感覚
嗅覚
触覚
平衡感覚
運動感覚
生命感覚
思考
感情
意志
呼吸
熱
栄養
分泌
保持
成長
再生産

べています。七つの生命プロセスが大なり小なりはっきりした先祖返りの状態に陥り、活発になると、呼吸——、熱——、栄養プロセスが混じり合うことになる。それらは健康な生命プロセスの場合のように分離された状態のままではいられなくなり、一体化する。また同じように、分泌——、保持——、成長——、再生産プロセスも混じり合うことになる、と。彼はつづけて次のように述べています。

《これによって、思考、感情、意志の性質を持つ魂的諸力が生じます。やはり三つ。しかしこの魂的諸力は、現在の地球上のそれに似てはいますが同じものではありません。別のものです。これらは地球上のそれのような思考、感情、意志ではありません。これらは地球上のそれのような、分離されている生命プロセスではありません。このプロセスは、人間の深奥に生じる非常にあいまいなプロセス、いわゆる先祖返りを月へ運ぶプロセスです。この先祖返りは幻覚をもたらすことはありません。しかし思考による解釈に似たものをもたらします。人間の内で感覚領域が生命領域になり、生命プロセスが魂的プロセスになるのです[83]》

ある生命プロセスが魂の領域に侵入してくると、私たちの内に、あたかも通常のものであるかのような思考、感情、意志が生じます。そう、いわば古月紀ではそうであったような、思考の影、感情の影、意志の影が生じます。ルドルフ・シュタイナーは述べています。呼吸——、熱——、栄養プロセスは思考になり、下の四つの生命プロセスは意志になる。そして両者の共働から感情が生まれる、と。

　これを理解することができたとき、私たちの目に浮かぶのは、私たちがよく知っている子どもたち、

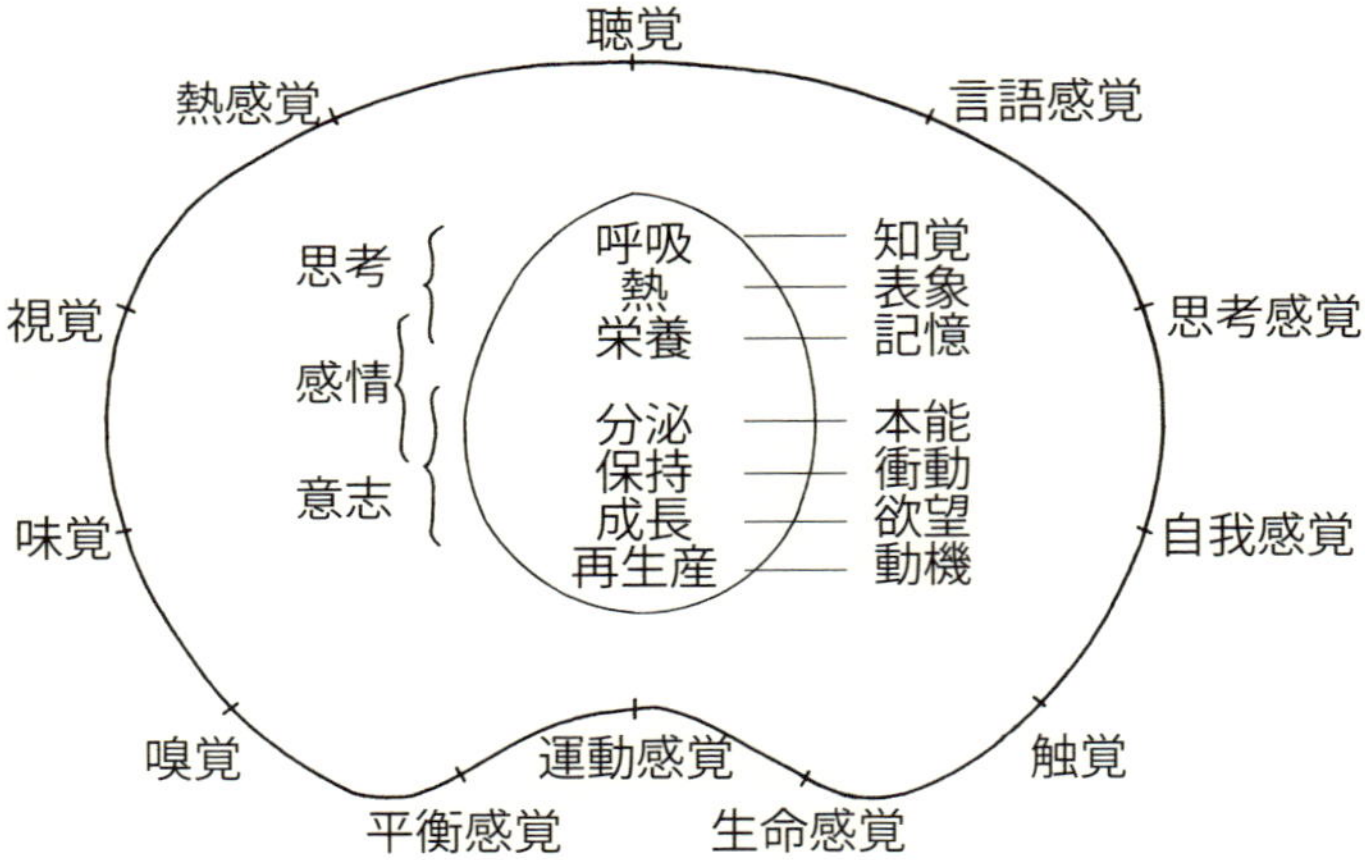

聴覚
熱感覚
言語感覚
視覚
思考感覚
味覚
自我感覚
嗅覚
触覚
運動感覚
平衡感覚
生命感覚
思考
感情
意志
呼吸
熱
栄養
分泌
保持
成長
再生産
知覚
表象
記憶
本能
衝動
欲望
動機

読むことも、書くことも、数えることも、もちろん話すこともできる、一見ごくふつうの子どもたちです。ところが彼らのその行為は彼ら自身の内から発したものではなく、いわば《何気なく》なされているだけなのです。このことの典型的な例は、ことばや文を反射的に繰り返す、いわゆるおうむ返しです。とはいえ一般的に、おうむ返しをする子どもたちが問題になることはほとんどありません。しかし、十二感覚の環のなかで活動している彼らの自我は、彼らの思考、彼らの意志、彼らの感情にほとんど関与していないのです。そこに〈自我〉は関与していません。〈ES《エス》〉★が関与しているのです（心理学分野において、自我の基底にある無意識的‐本能的衝動の源泉、とされているもの）。

しかし、魂的領域に入り込んだこの三つの生命プロセスが真の思考活動と入れ替わり、あたかもそれらが思考であるかのように作用するのはなぜなのでしょうか？ 私たちはこの問いに対する答えを見出すことができるでしょうか？ **呼吸プロセス**が魂的なものになり、単に空気を吸い込み吐き出すだけのものではなくなると、そのプロセスは、私たちの外部に存在するものや生きものを知覚するようになります。そして、この知覚は**熱プロセス**に取り込まれ、いきいきとした表象像に変えられます。しかし、この《いきいきとした》表象像は、私たちの日常的意識の内に生じるそれ、私たちの思考によって生み出されるそれではありません。それは熱の諸力による表象像、知覚されたものから熱の諸力が形成する表象像です。また魂的なものとなった**栄養プロセス**は、私たちの意識の内に記憶として表われる力と同じものです。このように、この三つの生命プロセス、呼吸――、熱――、栄養プロセスが魂的なものになると、それらは知覚、表象、記憶から成る思考の代替物となるのです。私たちはこのことを、いきいきとイメージするよう試みなければなりません。そうすれば私たちは、呼吸――、熱――、栄養プロセスが魂的領域にまで入り込んでいる子ども（あるいは大人）のもとに見ることができるようになるでしょう ― この子はまったく関与していないのに、この三つの生命プロセスはどのようにして知覚と表象になり、記憶としてとどまることになるのかを。そこには、その子はまったく関与していません。そのため、そのような子どもたちの知能検査をした心理学者の目には、彼らは《あたかも》考えることができる《かのように》映ります。しかし彼らは、いわば《月の上》にいるのです。

さて同じように、分泌――、保持――、成長――、再生産プロセスの場合を見ていきましょう。ここではルドルフ・シュタイナーのある講義が特に助けになります。ルドルフ・シュタイナーは連続講義《一般人間学》の第四講義のなかで、意志の本質、とりわけ人間の意志の本質について語り、意志のレベルを個々別々に描写しています。[84] 彼は、物質的身体の内の意志を本能（Instinkt）として、エーテル体の内の意志を衝動（Trieb）として、アストラル体の内の意志を欲望（Begierde）として、そして、自我領域の内の意志を動機づけ（Motiv）として描写しています。

これが、意志の四つの下位領域です ― 本能的行動、衝動的行動、欲望による行動、そして動機にもとづく行動。これらのなかに、私たちの意志のさまざまな資質が表われます（ルドルフ・シュタイナーはこの意志のレベルについてさらに詳しく描写していますが、ここに取り上げることはできません）。**分泌プロセス**は本能になり、**保持プロセス**は衝動に、**成長プロセス**は欲望に、そして**再生産プロセス**は動機になります。子どもであれ大人であれ、ある人間の内にこれが起こると、下位領域の四つの生命プロセスが混じり合って意志になります。分泌プロセスのように通常は物質とかかわるだけのプロセスが、外の世界へ向かいます。例を挙げましょう。高等動物は唾液を分泌し、摂取した食べ物を溶かします。これに対して下等動物は、その唾液を本能的行為に向けて用います。ヘビはその分泌液の毒を敵の眼めがけて吹きかけます。自らの唾液腺分泌物で立派な巣をつくる鳥もいます。私たちがここに見ているのは、分泌プロセスのなかに表われた本能です。ここでは本能は、敵を攻撃させるように作用し、自らの住み家をつくり出させるように作用しています。本能は他のさまざまな活動性の内にも表われます。

分泌プロセスが魂的なものになると、その活動性は外の世界へ向かい、いろいろなものを手に取るようになります。幼児は確かめもせずにものをつかんで、それを本能的に自分のものと感じます。この行状は衝動に変わることもあり、そうなると**保持プロセス**は、さまざまなものを自分のものにしていく収集衝動にもなるのです。盗癖が生じるときはこのようにして生じます。さて、**成長プロセス**が欲望に変わり、**再生産プロセス**が動機に変わると、そこには強迫行動あるいはその反対の行動が呼び起こされます。そのような子どもたちはある特定のものにとらわれてしまい、それから逃れられなくなってしまいます。カーペットの縁や、となりの部屋との境目をまたぐことができなくなってしまいます。しかしその際、なぜそのようなことになってしまうのか、彼ら自身にはわかりません。彼らの生命プロセスは意志に似た何かに変わってしまっているのです。特に前精神病状態の子どもに見られる徴候の多くは — いままで見てきたような — 魂的になった生命プロセスの先祖返りと結びつけることができるでしょう。これは現象の説明ではありません。ある現象の描写、古月紀における人間はこのようなあり方をしていた、という描写です。— しかしルドルフ・シュタイナーは、私たちが治療教育に結びつけて述べてきた、病理学的な事柄の正常《ノーマル》な側面に関しても述べています。感覚プロセスがほどよく活発になり、生命プロセスがほどよく魂的になると、そこには美的な認識と美的な創造が生み出される、と。[85]

さてここからは第二の観点から見ていきます。ルドルフ・シュタイナーは言っています。七つの生命プロセスは、進化のある特定の瞬間からアーリマンとルチフェルの影響を被ることになった、と。[86] 上の三つの生命プロセスはアーリマンの影響下に入り、下の三つの生命プロセスはルチフェルの影響下に入りました。これは、七つの生命プロセスの物質の内への沈下、として理解されなければなりません。ルドルフ・シュタイナーはきわめて明確なことばで表現しています。**呼吸プロセス**は消費プロセス（Verbrauchen）に変わります。呼気と吸気は、より地上的なプロセスと結びつきます — 取り込まれた酸素の消費と二酸化炭素の排出というプロセス。これはもはや精妙な呼吸プロセスではありません。地上的なものとなった呼吸プロセスは必然的により物質的なものとなり、物質の消費をも伴うものになります。**熱プロセス**は燃焼プロセス（Verbrennen）に変わります。柔らかく包み込むものであると同時に分け隔てるものでもある熱は、呼吸プロセスの場合とは異なる消費プロセスをもたらします。私たちは私たちの生命を灰になるまで少しずつ燃やしつづけます。**栄養プロセス**は沈積プロセス（Ablagerung）に変わります。私たちは摂取した食べ物の全部を私たちのものにすることができなくなっています。したがって、ある一定の物質が私たちの身体内に沈積することになり、それが私たちの身体をより重く、より硬くしています。分泌プロセスは分泌プロセスのままにとどまります。**保持プロセス**は硬化プロセス（Verhärtung）に変わります。その結果、私たちのものとして保持され

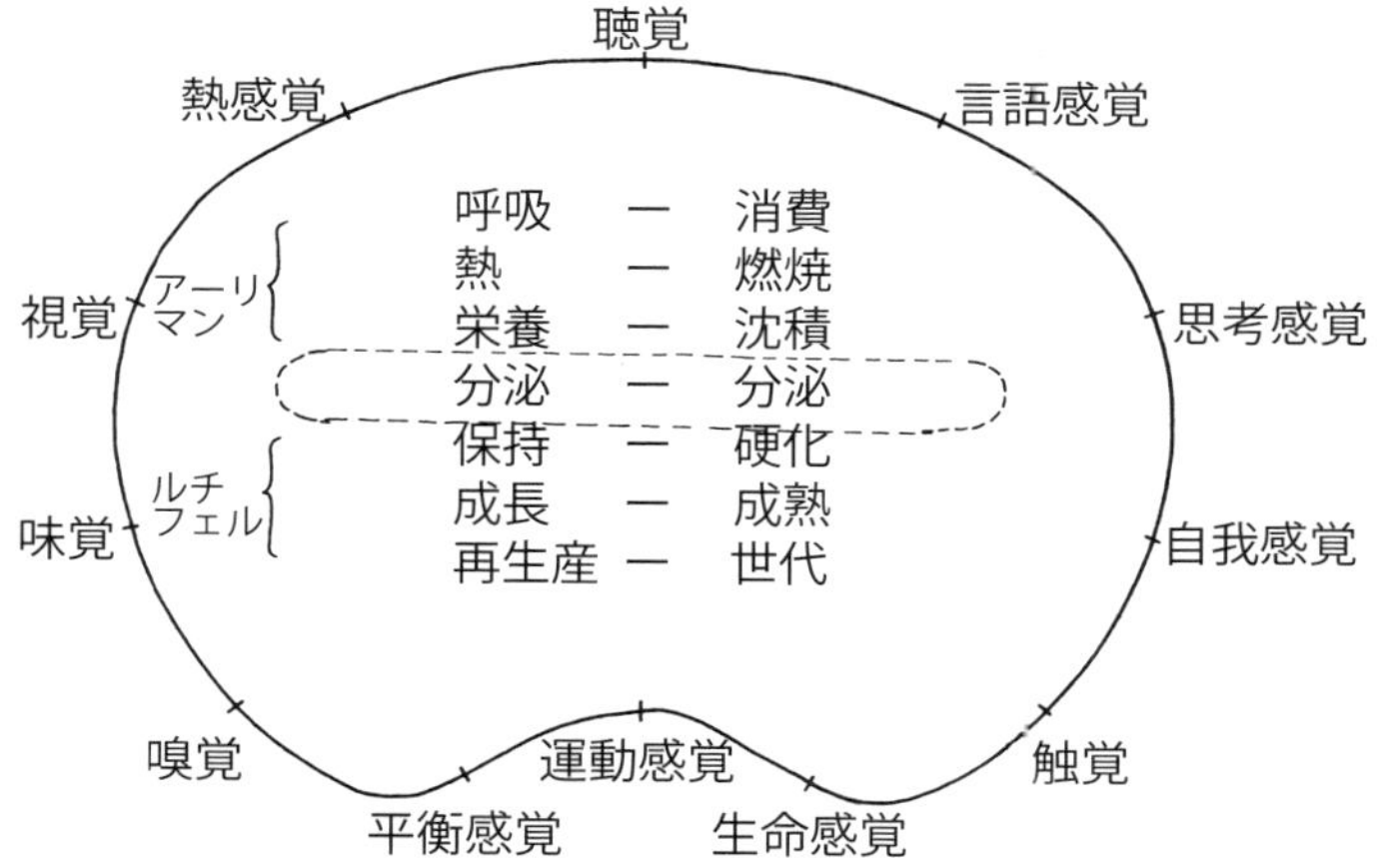

聴覚
熱感覚
言語感覚
視覚
思考感覚
味覚
自我感覚
嗅覚
運動感覚
触覚
平衡感覚
生命感覚
アーリマン
ルチフェル
呼吸 ー 消費
熱 ー 燃焼
栄養 ー 沈積
分泌 ー 分泌
保持 ー 硬化
成長 ー 成熟
再生産 ー 世代

ている物質のもとに、硬化‐硬結していく傾向が生まれます。**成長プロセス**は成熟プロセス（Reifung）に変わります。成長プロセスは成熟プロセスの内に運び込まれ、際限なくつづくものではなくなります。成長プロセスは成熟プロセスの内にその成果をもたらします。**再生産プロセス**（生殖プロセス）は世代プロセス（Generation）に変わります。私たちは私たちの後継者を再生産していきます。

これは、変化した生命プロセスのもうひとつの側面です。ここでは、生命プロセスは過去へと回帰するのではなく、地上にしっかりつなぎとめられます。これは、初めにお話ししたことのまさに正反対の事象です。古月紀における生命プロセスは諸感覚の環と強く結びついていました。しかし、いまやこのプロセスは沈積し、硬化し、成熟します。生命プロセスは魂的なものにはならず、物質で満たされます。

これらのプロセスの医学的現象学を理解するためには、これまで述べてきた事柄を互いに対置することから始めなければなりません。――呼吸プロセスが**消費プロセス**になるとき、そこには何が生じるのでしょうか？　消費し尽くす病気です！　消費プロセスは、肺や他の臓器が消費され尽くしてしまうほどにも強力です。たとえば結核は、呼吸プロセスから消費プロセスを経て、消費し尽くすプロセスにまで到る病気です。私たちはふつうに呼吸することがまったくできない子どもたちがいることを知っています。彼らの場合には、呼吸の一息ひといきが消費し尽くすプロセスになるのです。

熱プロセス、このプロセスが**燃焼プロセス**に変わると、そこには発熱が生じます。治療教育に携わっている私たちは、育ち盛りの子どもたちに特有の病気と絶えず出会います。いわば燃え尽きようとしている子どもたちと出会うことも少なくありません。そのような子どもたちをそばでよく見ていると、そこには体温の上昇があるとはかぎらないことがわかります。しかし一方、彼らのそばにいてわかるのは、彼らは知的に早熟であるということです。彼らはあまりにも速く成長しすぎているのです。このような子どもは神童と呼ばれているような子どもたちのなかにも見られます。まだ五、六歳にしかなっていないのに、ヴァイオリンやピアノを驚くほど上手に弾く子ども、素晴らしい作曲をする子ども、素晴らしい絵を描く子ども、素晴らしい詩を書く子ども、等々、いわば燃え尽きようとしている子どもたち。そう、自らの運命をあまりにも速く使い果たしてしまう子どもたち。彼らのカルマがあまりにも速く進むので、十二歳、十三歳、あるいは十四歳にしてすでに、彼らは彼らのカルマの終点に達してしまいます。ある少女の場合を例として挙げましょう。彼女はまだ二歳にしかなっていなかったのに、たくさんの詩を上手に暗唱することができました。彼女は四歳になったばかりで学校に通うようになりました。彼女はその時点ですでに読み書きができていたのですが、一年後には、数を数えることも計算することもできるようになりました。さて、彼女が私たちのキャンプヒルにやって来たのは十二歳か十三歳のときでした。しかしそのとき私たちの前に現れたのは、老いて腰の曲がったひとりの女性だったのです。彼女はその後、歩くことさえままならなくなっていきました。

栄養プロセスは**沈積プロセス**になります。沈積するのは主に脂肪ですが、蛋白質や炭水化物も沈積します。しかしここでは代謝疾患の病理学以上に、私たちが出会うことになる子どもたちの典型的なタイプが問題になります。沈積プロセスに自我があまりにも強く関与すると、一般的に次のようなことが起こります――ここで私たちが出会うのは、素直で、友好的で、聞き分けのよい、性格の明るい子どもたちです。だから私たちは、彼らは何の問題も起こさず成長していくだろうと思います。しかし私たちは次第に気づかされます。私たちが彼らのために何をしても彼らには何の変化も見られない、ということに。私は一度、そのような子どもを受け入れたことがあります。私はその子の母親に言いました。何の問題もないでしょう。他の子どもたちとほとんど同じように、ふつうに成長していくようになるでしょう、と。しかし私の期待は年ごとに裏切られていきました。そう、そのような子どもはまったく変わりません。その理由を挙げましょう。記憶する能力はあるのですが、その能力が間違った場所で働いているのです。彼らはその能力を自由に使うことができません。なぜなら沈積プロセスの作用が、記憶のすべてを（脂肪のように）固めてしまうからです。だから彼らは、いわば彼らの脂肪を《思い出す》ことはできても、授業内容を思い出すことができないのです。

さてさらに、保持プロセスと**硬化プロセス**へと向かうと、これまでとはまったく異なることが起こります。ここで私たちが出会うのは、身体が非常に硬い子どもたちです。身体が硬すぎるせいで、その子の魂は身体のなかにいることができません。それはそこから逃れ出て、皆既日食のときのコロナのように、身体の周囲で光り出します。そう、私たちがここで出会うのは、そのような子どもたちです。私たちは通常、そのようなコロナを見ることはできません。ふつうの子どものもとにも、そのようなコロナを見ることはありません。しかし、硬化プロセスが強く作用するようになり、たとえばてんかんを起こす子どもたちに見られるように、保持する力がすべて硬化していくと、魂が柔らかい光に包まれ始めます。そして私たちは、共感に満ちた愛すべき魂と、ほとんどじかに出会うことになるのです。

成熟プロセスが、ふつうはそうであるように少しずつではなく、急激に進んで優勢を占めるようになると、成長プロセスの全部が成熟プロセスに変わってしまうことがあります。このようなことが発育盛りの子どもの身に起こると、たとえばまだ三、四歳の小さな子どもであるにもかかわらず、すでに思春期を迎えた子どものような大人びた振る舞いを見せるようになります。そして私たちはそこに、身体が物質の内に落ち込んでいくのを、そしてその背後に、ある種の善良さが表われ始めるのを見ることになるのです。

再生産プロセス（生殖プロセス）が**世代プロセス**となると、それはもはや個人的な運命にかかわるだけのものではなくなります。これは１９４７年以降に育った世代全体の運命になりました。すでにその五十年前から始まっていた性的成熟プロセスが、この年から急に加速し始めたのです。このプロセスは、ブルジョアジーを恐れさせた半熟族（第二次大戦後の西独に出現した非行青少年グループ）、地獄の天使たち（Hell's Angels）の登場とともに明らかになりました。しかし私たちはそのような現象の内に、私たちの時代を表わす真のシグナルを見出さなければなりません。彼らが何と呼ばれていようとも、この半熟族以上に霊的な人間は存在していません。この青年たちのように、イマギナツィオン（Imagination）の領域に近づき得た者は、アントロポゾーフも含めて、彼ら以外には存在していません。とはいえ若い彼らの内に作用していたのは、高次の世界への道の途上の最初の段階《ステージ》と言われている、個別化されたイマギナツィオンではありませんでした。彼らが身につけていたのは、個としての能力ではなく、一般的な能力だったのです。彼らは霊の内に生きていました。なぜなら彼らは、彼らの再生産諸力をあまりにも早く解き放ったからです。これはすでに、彼らが九歳、十歳、十一歳、あるいは十二歳のときに起こりました。そして彼らはその結果、ただ近代アラビスムスとのみ呼び得るものを解放したのです。たとえばアヴェロエスAverroesのような、アラビアの学者や科学者の著作を読めば、彼らにとって霊の世界は公然のものであったことがわかります—とはいえ同時に、個としての彼らは、霊の大海のなかの一滴の水にすぎなかった、ということも。しかしいまやこのことは、現在の世代のもとに、ある新たなかたちで浮上してきています。そしてそれは、いまなおそのあり方に真の光が当てられていない、重要な事柄と並行して進んでいます—アフリカの地で圧倒的に拡がっているイスラム教（Mohammedanismus）、そこでは毎年、何百万という人々がイスラム教に改宗しています。これは、月の浮上、再生産諸力の浮上です。太陽が個別化するものを、消し去ろうとするものが浮上してきているのです。[87]

私たちは、生命プロセスがどのように作用するかを見ることができるようになっています—《内なる人間》を決壊させ、先祖返りをもたらすように作用するか、あるいはエーテル領域の内にとどまっているべきものを、あまりにも早く、強く物質化してしまうように作用するかを。このようなことを、私たちは一歩ずつ理解していかなければなりません。なぜならここに描写してきた事柄は、新しい領域を拓いていくための最初の試みでしかないからです。この試みはまだ始まったばかりです。この試みはそのようなものとして受け取られなければなりません。オーソリティーによるものとしてではなく、一種の示唆《ヒント》として受け取られなければなりません。私たちは、始められたこの試みを、さらに進めていくよう努めなければなりません。そして、さらに理解を深めて、治療教育の領域でも役立ち得るものにしていかなければなりません。

七年前、私たちキャンプヒルの治療教育に、十二感覚の考察にもとづく診断法が導入されました。そしていま私たちは、七つの生命プロセスに関する考察を治療教育に役立てるための最初の一歩を踏み出しました。私がこの試みをイータ・ヴェクマン博士のまなざしのもとに行なうことができましたこと、そしてそれを彼女の永遠の存在に向けて差し出すことが許されましたことは、私に与えられたこの上ない栄誉です。

原註

01 Karl König: Sinnesentwicklung und Leiberfahrung.（感覚の発達と身体の体験）Heilpädagogische Gesichtspunkte zur Sinneslehre Rudolf Steiners. Stuttgart 1995.

Karl König, Georg von Arnim, Ursula Herberg: Sprachverständnis und Sprachbehandlung. Stuttgart 1986.

Karl König: Die ersten drei Jahre des Kindes. Stuttgart 1997.

Karl König: Über die menschliche Seele. Stuttgart 1992.

02 ルドルフ・シュタイナー／イータ・ヴェックマン《アントロポゾフィー医学の本質》浅田豊・中谷美恵子共訳／水声社

Rudolf Steiner, Ita Wegman: Grundlegendes für eine Erweiterung der Heilkunst nach geisteswissenschaftlichen Erkenntnissen. Gesamtausgabe（GA）27, Dornach 1991.

03 Rudolf Steiner: Anthroposophie. Ein Fragment aus dem Jahre 1910. GA 45. Dornach 1980. —Weitere Ausführungen Steiners zu den Sinnen finden sich etwa in der Schrift Von Seelenrätseln, GA 21, Dornach 1983, S.143 ff.（Über die wirkliche Grundlage der intentionalen Beziehung）.

他者の知覚に関しては、ルドルフ・シュタイナー《自由の哲学》の付録も参照のこと

Eine Auswahl von Vorträgen Steiners zu den Sinnen findet sich in Zur Sinneslehre. Vorträge, ausgewählt und herausgegeben von Christoph Lindenberg. Stuttgart 1994.

04 カール・ケーニヒがここに挙げている二人の哲学者はフッサール H. Husserl とシェーラー M. Scheler であると思われます。またこの間、本来的な意味における知覚としての社会的知覚について、他の側面から述べている著作も出版されています。たとえば哲学者シュミッツ H. Schmitz は、事前の認識行為を伴わない直接知覚としての他者の認知について述べています。ルツカー P. Lutzker は知覚事象としてのことばの認知に関して、ルドルフ・シュタイナーを起点に置き、言語科学の研究成果に関連させながら言語感覚について描写し、その存在を根拠づけるよう試みています。

(vgl. M. Scheler: Zur Phänomenologie und Theorie der Sympathiegefühle, Halle 1913)

(vgl. Hermann Schmitz: Der unschöpfliche Gegenstand, Bonn 1990, S.147 ff.)

(vgl. P. Lutzker: Der Sprachsinn, Stuttgart 1996)

05 Rudolf Steiner: Anthroposophie — Psychosophie — Pneumatosophie. GA 115, Dornach 1980.

06 Rudolf Steiner: Vortrag am 21. Juni 1916; in Weltwesen und Ichheit, GA 169, Dornach 1963; sowie die Vortäge am 12. August und 2. September 1916; in Das Rätsel des Menschen, GA 170, Dornach 1992.

07 原註2参照。 und siehe Anthroposophie. Ein Fragment aus dem Jahre 1910. GA 45, Dornach 1980. Hier wird im ersten Kapitel des Verhältnis von Anthropologie, Anthroposophie und Theosophie beschrieben.

08 Eine Übersicht über die Vorträge Rudolf Steiners zur Sinneslehre gibt Christoph Lindenberg in dem Thementaschenbuch Zur Sinneslehre, acht Vorträge, ausgewählt und herausgegeben von Christoph Lindenberg, Stuttgart 1994.

09 アントロポゾフィーの感覚論においてはたいていの場合、三つの感覚領域、《下位》感覚、《中位》感覚、《上位》感覚のあいだの相違が述べられています。

10 一般的に《触覚》と呼ばれている知覚体験の内には、触覚以外のさまざまな感覚知覚が混在しています。
Vgl. Darian-Smith,1., Goodwin, A., Sugitani, M., Heywood, J.: Scanning Textures Surface with the Fingers, in: Goodwin, A.W., Darian-Smith,1.（ed.）: Hand Function and the Neocortex. Berlin / New York / Tokyo, S.18 - 43.

11 ルドルフ・シュタイナーは、ここに描写した三つの感覚知覚領域を ― それらが私たち人間の三つの体験領域に対応するものであることを示すために ― 意志に似た性質、感情に似た性質、表象に似た性質を持つ感覚知覚領域としても描写しています。この意味においては、上位感覚は表象に似た性質を持つ感覚として描写されることになります。なぜなら、上位感覚の知覚は表象像に変わっていくものであるからであり、あるいは表象像を生み出すよう促すものであるからです。
Vgl. dazu den Vortrag Rudolf Steiners am 22. Juli 1921 über die zwölf Sinne des Menschen; in Menschenwesen, Weltenseele und Weltengeist. ― Zweiter Teil: Der Mensch als geistiges Wesen im historischen Werdegang. GA 206, Dornach 1991.

12 《感覚は偽らない、判断が偽るのだ》
Johann Wolfgang Goethe, Sprüche in Prosa. Kommentiert und herausgegeben von Rudolf Steiner. Stuttgart 1999.

13 諸感覚の相互的関係に関しては付録の97ページを参照のこと

14 ルドルフ・シュタイナーは《アントロポゾフィー。ひとつの断章 Anthroposophie. Ein Fragment》（原註４参照）のなかで、感覚諸器官は超感覚的世界に由来するものであると述べています。聴覚と耳に関しては68ページと原註49も参照のこと

15 ルドルフ・シュタイナーは人間の魂と世界との関係をさまざまな相《レベル》に分類しています。《悟性魂》という概念はそのうちのひとつです。これに関してはルドルフ・シュタイナーの《神智学》を参照してください。ここではルドルフ・シュタイナーは、感覚魂、悟性魂、意識魂を区別しています。感覚魂のなかでは、さまざまな感覚知覚とそれらに結びついているさまざまな表象像が体験され、悟性魂のなかでは、さまざまな知覚が思考と結びつけられ構成されます。そして意識魂のなかでは、知覚する存在、思考する存在としての人間が、世界と他の人間との関係のなかにある自分自身を意識することになります。―人間の進化史においては、ここに言及した魂的構成要素のそれぞれが、その時そのときの文化紀に支配的であることが明らかにされています。
Siehe dazu etwa: Frank Teichman, Die Kultur der Verstandesseele, Stuttgart 1993.

16 １９０９年10月23日の講演。原註２参照

17 ルドルフ・シュタイナー《一般人間学》参照

18 《感覚魂》、《感覚体》、《エーテル体》に関しては、ルドルフ・シュタイナー《神智学》を参照のこと

19 Rudolf Steiner: Vortrag am 8. August 1920; in Geisteswissenschaft als Erkenntnis der Grundimpulse sozialer Gestaltung. GA 199. Dornach 1985.

20 以下に挙げる著作と講演録は、成長していく子どもの場合の触覚と生命感覚の意味とその働きについて詳しく述べています。
カール・ケーニヒ《感覚の発達と身体の体験―シュタイナーの感覚論にもとづく治療教育の現場から》（耕文舎から翻訳・出版の予定）
Karl König: Sinnesentwicklung und Leiberfahrung. Heilpädagogische Gesichtspunkte zur Sinneslehre Rudolf

Steiners, Stuttgart 1995.
ヘニング・ケーラー《不安げな子・さびしげな子・落ち着きのない子》—石井秀治訳／耕文舎刊。
Henning Köhler: Von ängstlichen, traurigen und unruhigen Kindern. Stuttgart 1995.

21　この箴言ふうの記述は、カール・ケーニヒの《感覚の発達と身体の体験》（原註20参照）の生命感覚に関する章の一節をもって補完されるべきでしょう（下の引用文がこれに当たります）。また、これに先だつ彼の著作《Über die menschliche Seele（人間の魂）》にも、これに関連する事柄が述べられています（59－62ページ）。
《〈目を開けた〉アダムとイヴは、そこで初めて自分たちが裸であることに気づいて〈恥ずかしさを覚えます〉。しかし神の声を聞くやいなや彼らは恐怖に震え上がります。こうして、創世記に象徴的に描かれている〈智恵の木〉に由来する二つの感情が人間の内に呼び起こされることになったのです。羞恥を覚えているとき私たちは、私たちが生まれてきたときの裸のあり方をおぼろげに感じ、一方、恐怖を覚えているときには、一瞬、私たちの前に死への門が開きます。誕生と死とのあいだにある私たちの生活は羞恥と恐怖に伴われ、私たちの死へ向かいます。羞恥は誕生の門の側にあり、恐怖は死の門の側にあります。

　私は上に引用した著作《人間の魂》のなかで、羞恥の根底には地上空間の内への目覚めが認められる、ということも明らかにすることができました。私たちは、私たち人間存在の内にある私たち自身を、羞恥を覚えつつ認識し始めます。羞恥は認識することの痛みとつながっています。羞恥の内には、自身の裸のあり方と自身の生殖能力を恥じる感情が隠されています。自身の原罪に気づいた人間の顔面は羞恥に赤らみます。しかし同時に人間は、自分自身を知り、自分自身について思いを巡らし始めます。

　さて私たちはここに、前章で述べた認識との関連を見出します。私たちは明らかにしています—上部の副交感神経は子ども時代に思考感覚器官となり、思春期に入ると下部の副交感神経が性的領域と密接に結びつきます。そして私たちが見出すことのできた見解、羞恥と恐怖とのあいだには密接な関係が存在するという見解は、これをもって裏づけられることになるのです。羞恥は上部の人間のなかで、発達していく思考感覚の土台となり、その羞恥とつながっている上部の副交感神経は思考感覚器官となるのです。

では交感神経と恐怖の場合はどうなのでしょうか？ 私たちに押し寄せてくるすべての臓器知覚を覆っている生命感覚は、やはり同じように、その覆いの下に私たちの恐怖も隠しています。〈空間を満たしている身体的自己〉の体験の快適さと、生命力が身体全体に行きわたっていると感じるときの心地好さは、恐怖を意識下の深みに押しやっています。交感神経は私たちに快適さを伝えてきます。しかし、不安、慌ただしさ、過ち、等々、私たち自身の運命と罪過のすべてが私たちに絶えず引き起こさせている逸脱した病的臓器プロセスが、生命感覚の覆いを突き抜けて私たちに押し寄せます。この、逸脱した病的臓器プロセスは、生命感覚の海の鏡を曇らせ、波立たせます。私たちに死を思い出させる恐怖は、いわば私たちの同伴者なのです。

こうして私たちは、不安には触覚という背景が存在することを認識したように、恐怖には生命感覚という同伴者が存在することを認識します。生命感覚は、今日でもなお副交感神経に帰されている身体的・魂的症候のすべてを呼び起こす、〈上部〉と〈下部〉の羞恥を従えているのです。恐怖と羞恥は魂がする体験です。そして両者はそのようなものとして、自我の担い手である血液と直接共働します。ルドルフ・シュタイナーは言っています。《恐怖や羞恥のような体験の根底には自我体験が存在しており、この自我体験が血液に作用します。…どちらの場合にも… 血液は物質的身体の道具として、自我の体験に従います》［《オカルト生理学》Eine okkulte Physiologie, GA 128, Dornach 1991］ 身体的道具としての血液を持ち、顔面を恐怖に青ざめさせ — 羞恥に赤らめさせ、瞳孔を開かせ ― 狭めさせ、心臓の鼓動を速めさせ ― 遅らせているのは、そしてまた上に言及した他のすべての機能を調整しているのは、私たちの自我なのです。

しかし、それらのあいだには生命感覚の海が静かに拡がっています。そしてそこから上方へ向かって思考感覚が形成され、下方へ向かって生殖能力がもたらされます。恐怖と羞恥の感情の内で生命プロセスを調整し、それらがどちらかに片寄らないように保っているのは、自律神経系ではなく、血液を介して作用している私たちの自我なのです》

22 ファントム（幻肢）に関しては特に、カール・ケーニヒ《感覚の発達と身体の体験》に収録されている《身体シェーマと身体感覚》を参照のこと。

Georg von Arnim: Körperschema und Leibessinne.

23 原註16参照

24 トーマス・マッキーン Thomas McKeen は、人間の不安定な空間姿勢と動物の安定したそれとの相違について詳しく研究しています。

Thomas McKeen: Wesen und Gestalt des Menschen. Stuttgart 1996.

25 原註16参照

26 この関連は、カール・ケーニヒ《感覚の発達と身体の体験》のなかの自己運動感覚に関する章に詳しく述べられています。原註19参照

27 平衡感覚器官に関する付録（99ページ）も参照のこと

28 数12、28と人体解剖との関係については次の著作も参照のこと

Gisbert Husemann: Sinnesleben, Seelenwesen und Krankheitsbild. Hrsg. von A. Husemann, Stuttgart 1998.

29 Vgl. R. Steiners Vortrag am 22. März 1913; in Welche Bedeutung hat die okkulte Entwickelung des Menschen für seine Hüllen … und sein Selbst? GA 145, Dornach 1986.

ここではルドルフ・シュタイナーは、嗅覚、味覚、視覚、熱感覚と諸エーテルとの関係について述べています。

四つのエーテルと、それらと諸元素との関連については、以下の著作を参照のこと。

Jochen Bockemühl《Elemente und Äther – Betrachtungsweisen der Weld》; in Erscheinungsformen des Ätherischen. Weg zum Erfahren des Lebendigen in Natur und Mensch; hrsg. von Jochen Bockemühl, Stuttgart 1985; sowie Ernst Marti: Das Ätherische, Basel 1989.

30 R. Steiner:《Die Ausdrucksfähigkeit des Menschen. Lachen und Weinen》, Vortrag am 27. April 1909; in Geisteswissenschaftliche Menschenkunde, GA 107, Dornach 1988.

31 脳は系統発生的には嗅脳が増殖したものです。鼻腔天蓋のなかの鼻腔粘膜のニューロン（神経単位）は中枢神経系の一部です。中枢神経系は鼻腔内でだけ露出しています。これに関しては、アルバート・ズスマン著《魂の扉・十二感覚》— 石井秀治 訳／耕文舎 刊 —も参照のこと。

Albert Soesman: Die zwölf Sinne – Tore der Seele. Eine Einführung in die Anthroposophie. Stuttgart 1998.

32 嗅覚と神秘体験の関係についてはルドルフ・シュタイナーの次の講演録を参照のこと

im Vortrag am 8. August 1920（原註 16 参照）sowie im Vortrag am 3. Oktober 1920, in Grenzen der Naturerkenntnis und ihre Überwindung, GA 322, Dornach 1981.

Siehe dazu auch Hans-Eberhard Lauer: Die zwölf Sinne des Menschen, Schaffhausen 1977, S.123 ff.

33 Rudolf Steiner: Vortrag am 16. Dezember 1922; in Über Gesundheit und Krahkheit. Grundlagen einer geisteswissenschaftlichen Sinneslehre, GA 348, Dornach 1997; siehe auch den Vortrag am 28. November 1923; in Mensch und Welt. Das Wirken des Geistes in der Natur. Über das Wesen der Bienen. GA 351, Dornach 1988.

34 植物と惑星の関係に関しては次の著作を参照のこと

Ernst-Michael Kranich: Pflanze und Kosmos. Grundlinien einer kosmologischen Botanik. Stuttgart 997.

35 身体的諸プロセスと味覚の諸方向（傾向）との関係に関しては次の著作を参照のこと

H. J. Scheurle: Der Gesamtsinnesorganismus. Stuttgart / New York 1984.

36 Zum Verständnis der Begriffe Imagination, Inspiration und Intuition siehe Rulolf Steiner: Die Stufen der höheren Erkenntnis. GA 12, Dornach 1993.

37 ケーニヒがここに述べている事柄は、ルドルフ・シュタイナーの次の講演のなかのことばに関連していると思われます。

Vortragzyklus Die Welt der Sinne und die Welt des Geistes, GA 134, Dornach 1979.

(Vortrag am 29. Dezember 1911.)

彼はこの講演のなかで、人間の知覚はそもそもどのようなものであったかについて語っています。

《…ルチフェルが人間を誘惑しようとしたとき人間に向かって言ったことば、聖書のなかに見事に表現されているルチフェルのことばは何を意味しているのかを、私たちは次第に理解していくことになるでしょう。〈おまえの眼は開かれるであろう。そしておまえは善と悪とを見分けるようになるであろう〉 ― このことばにはきわめて深い意味が隠されています。これはただ単に、おまえの眼は開かれるであろう、ということを言っているのではありません。ここでは眼は、すべての感覚を代表しています。ルチフェルのことばを正しく理解するなら、私たちはこのことばを次のように翻訳することができるでしょう。〈おまえが神々のことばにのみ従い、わたしのことばに従わないのであれば、おまえのすべての感覚は、本来持つべきものとは異なる機能を持つことになるであろう〉ルチフェルの働きかけによって、すべての感覚（眼）は本来のそれとは異なる、いわばある別の姿《ゲシュタルト》で機能することになります。実際、眼がどのように機能するのかを思い描くのは、現代の人間にとってきわめて難しいことです。ですから、人間存在の四つの構成要素の組み立てのなかにルチフェルによる混乱（無秩序）が生じなかったなら眼は本来どのように機能していたかを皆さんに明らかにしようとするなら、私もかなり尋常でないことを言わなければなりません。そう、私は次のような理由から、尋常でないことを言わなければならないのです ― なぜなら人間は、〈そもそもの初めに何か間違いが生じたのかもしれない。だからいままさに体験していることも、もしかしたら正しいことではないのかもしれない〉などとはまったく考えることができないからです。人間の眼は何のためにあるのか、と問うこと以上に、現代の人間にとって自然なこと、当たり前のことはあるでしょうか？そして現代の人間はこの問いにこう答えます。もちろん、見るために、と。眼は見るためにあるのではない！などと答える人間がいたなら、その人間は愚か者呼ばわりされることになるでしょう。しかしそのような人間を愚か者呼ばわりした人間は、ある意味では正しいとも言えるのです。そうではありませんか？しかし実際は、人間の眼は地球進化のそもそもの初めから見るためにあったのではまったくありません。眼はルチフェルの誘惑によって初めて ― 今日の眼がそうであるように ― 見るようになったのです。人間の視力は、眼を貫通して外の世界のいわゆる事物へ向かうべきではなかったのです。それは本来そうではなく、眼の際までしか行ってはいけなかったのです。そして人間は本来、見るときはいつも ― それが神々のそもそもの意図に沿うものなのだとしたなら―自分自身の眼を直接的‐現実的に意識するべきだったのです。つまり人間は、外的な事物を見るのではなく、自分自身の眼を知覚するべきだったのです。人間は眼のなかに生じている働きそれ自体に気づくべきだったのです。今日の人間はまだ見ることの働きに気づいておりません。眼の働きによって生じる事柄にようやく気づいたばかりです。人間は、外的事物として彼に向かってやって来るものを意識するようにはなっています。しかし人間は、対象物を見ることよりもずっとずっと早く、見ること自体の働きに気づくべきだったのです。人間は眼のなかに、自分自身のあり方を感じ取るべきだったのです。人間は眼の働きそれ自体を感じ取るべきだったのです》

38 《もしもこの眼が太陽でなかったならば／なぜに光を見ることができようか／われらのなかに神の力がなかったならば／聖なるものがなぜに心を惹きつけようか》

（ゲーテ《色彩論》序の〈教示篇〉序文―《自然と象徴》冨山房百科文庫から引用）

39 R. Steiner: Vortrag am 13. Februar 1920; in Geistige und soziale Wandlungen in der Menschheitsentwickelung. GA 196, Dornach 1966.

《眼それ自体と視覚事象《プロセス》とは何のかかわりもありません。視覚プロセスとその道具としての眼との結びつきは、思考プロセスとその道具としての脳との結びつきよりも、ずっと弱いものなのです。つまり、眼と見る行為との関係は、他には見られない独特のものなのです。何らかのものを見たとき、私たちの意識に浮上してくるもの、その内容は、眼とは何の関係もありません。しかし眼のなかに生起しているプロセスは、そのなかに、私たちの意識、私たちの自我を関与させているのです。皆さん、この基本的な、しかし容易には理解することのできない相違に注意してください。

皆さん、たとえば次のような人物を思い浮かべてみてください。彼は何らかの病気によって視力を失っています。視力を失ったことによって彼が失ったのは、視覚プロセスそれ自体ではなく、彼の自我による視覚プロセスの知覚です。彼の自我は視覚プロセスをまったく知りません。なぜなら彼の自我が、視覚プロセスから締め出されているからです。では、そこには何が起こっているのかを、次に挙げる例から考えていきましょう。

三つの電信局、A、B、Cがあります。この三つの電信局にはそれぞれひとりの電信員が配属されています。さて、電信員Aが電信局Cへある電報を打電すれば、電信員Cはそれを読み取ることができます。その電報の内容は電信装置Aがつくり出したのではないことは言うまでもありません。電信装置は単なる仲介者であるにすぎません。同様に、電信装置Cもその電報の内容を読むことはできません。やはり仲介するだけです。しかし、A—Cのあいだのプロセスに電信装置Bが差し込まれれば、電信員Bはその電報を受信することができます。とはいえ、AからCへ送られるその電報の内容は、電信装置Bによって受信されることとはまったく関係なく、そのままCへ送られます。

もちろん電信装置がつながれなければ、このプロセスは知覚されることはありません。これは人間の眼の場合も同じです。眼のなかに生起している事象は見るプロセスとは何の関係もありません。眼は見るプロセスにつながれているだけです。そして、眼が見るプロセスにつながれているがゆえに、自我は見るプロセスを見ることができるのです。しかし眼は、見るプロセスの内容を仲介するものあるいは生じさせるものとはまったくかかわっておりません。眼は、自我のための受信装置であるにすぎません。［…］私たちの眼の感覚器官と見ることは何のかかわりもありません。しかし、私たちの自我が見ることから知り得ることのすべてとかかわっています。—今日の私たちが具えている感覚諸器官、つまり中位の感覚諸器官は、見るためのものではありません。

自我が見ることから知り得ること、そのことのためにあるのです。いま私が述べたことを黒板に書きましょう。

中位の感覚諸器官は、感覚諸事象《プロセス》を仲介するためにあるのではなく、自我が感覚諸事象から知り得ること、そのことのためにあるのです》

40 これに関しては付録（96ページ）を参照のこと

41 この関連において、温 - 冷受容体の刺激閾《いき》はある特定の物質を加えることによって変化する、ということの観察は重要です。カルシウム注射後の温感と、その反対のメントールによる冷感は、このことに由来します。
Vgl. Christoph von Campenhausen: Die Sinne des Menschen. Band 1. Stuttgart / New York 1981 S. 124.

42 地球の進化史に関しては、ルドルフ・シュタイナーの《神秘学概論》を参照のこと
Rudolf Steiner: Geheimwissenschaft im Umriss. GA 13, Dornach 1989.
霊科学から見た熱現象に関しては以下の文献も参照のこと
Martin Basfeld: Wärme: Ur-Materie und Ich-Leib. Beiträge zur Anthropologie und Kosmologie. Stuttgart 1998.

43 Zu den Ausführungen R. Steiners über die Herzfunktion und ihre weitere Ausgestaltung durch die Forschung siehe die angegebene Literatur bei Armin Husemann: 《Die Funktion des Herzens im Menschenkundeunterricht der Oberstufe – Ein medizinisch-pädagogischer Hinweis für Schulärzte》, in: Der Merkurstab, 49. Jahrgang, Heft 5, S.371 – 375. – Eine umfassende Darstellung des Herzens findet sich in Das Herz des Menschen. Aspekte aus der Sicht der anthroposophischen Medizin. Hrsg. von Paolo Bavastro und Hans Christoph Kümmell, Stuttgart 1999.

44 Christoph von Campenhausen によれば、

温点‐冷点の数は研究条件と研究観点（！）によって大きく異なります（原註41参照）。また、温‐冷受容体の性質も、いままでのところあまり明らかにされておりません。猫の舌の場合、冷点は神経の末端部にあり、蛇の場合、温受容体は―赤外線を感知する―ピット器官のなかにあります。人間の場合、これに相応する所見はまだもたらされておりません。

45 感覚と十二獣帯に関する付録（107ページ）も参照のこと

46 生理学も逆説的な現象について報告しています。体温が40度を超えると、それは冷覚を伝える神経線維―いわゆる冷覚神経線維―に、いわば興奮状態をもたらすことになります。
Vgl. Christoph von Campenhausen, Anm. 41, S. 124.

47 熱感覚に関する付録（101ページ）も参照のこと

48 Rudolf Steiner:《Die Mission des Zorns》, in: Metamorphosen des Seelenlebens — Pfade der Seelenerlebnisse. Erster Teil. GA 58, Dornach 1984.

49 Rudolf Steiner: Vortrag am 1. Januar 1912; in: Die Welt der Sinne und die Welt des Geistes. GA 134. Dornach 1979.

《…今日の人間のこの聴覚器官は、実際のところ、かつてのそれの名残でしかありません。今日のこの器官は、物質的な次元における響きあるいは響きとしてのことばしか聞くことができません。これはいわば、かつての聴覚をとおして人間の内に流れ込んだもの、全宇宙の巨大な運動の最後の名残であるのです。今日の私たちが地上の音楽を耳で聞いているように、かつては宇宙の音楽、天界の音楽が人間の内に流れ込んでいました。また、私たちが今日ことばを響きで包んでいるように、かつてヨハネの福音書が神的な宇宙のことば、ロゴスとして報告したものは天界の音楽に包まれていました。かつての意味において聴覚と呼び得るすべてのもののなかに、神々しい音楽、天界の音楽が霊の世界から流れ込んでいたのであり、その内に霊的存在たちのことばが響いていたのです — 今日における人間のことばや地上的な音楽のように。そして、今日の人間がことばや歌によって空気に形体《フォルム》をもたらしているように、神的なことばと神的な音楽はさまざまな形体を生み出しました。

…何かひとつのことばあるいは何かひとつの母音、たとえばA《アー》を発音すると、そのAは空気のなかにひとつの形体をつくり出します。これと同じように宇宙のことばから、世界のなかに形体がつくり出されました。そして、そのうちでもっともみごとな形体が人間であるのです。かつて人間は発音された神々のことばから生み出されました。神々が語りました — そして今日、人間のことばが空気のなかにさまざまな形体をもたらしているように、神々のことばは、私たちの世界のなかにさまざまな形体をもたらしました。そして人間の形体は、そのうちでもっともみごとなものであるのです。 — かつて聴覚器官はきわめて複雑なものでした。それは今日、小さく収縮しています。皆さんが今日、外的聴覚器官としてお持ちになっているもの、脳のなかの一定の深さにまで入り込んでいるものは、かつては人間存在を覆い、外から内へと拡がっていたのです。そして人間存在の内に、世界のなかへと人間を語り出した神のことばの波動が拡がりました。このように人間は、まだ霊的に生み出されていたときには、聴覚をとおして生み出されていたのです。そして人間は、未来に再び生まれ出るときには、完全に退化し収縮した耳を持つことになるでしょう。耳の感覚、この感覚は完全に消え失せているでしょう。耳は消えていく流れのなかにあるのです。しかしその代わりに、今日ではまだその萌芽でしかない喉頭が、より高次の段階にまで発達しているでしょう》

50 Rudolf Steiner: Vortrag am 17. April 1909; in Geistige Hierarchien und ihre Widerspiegelung in der physischen

Welt. GA 110, Dornach 1991.

51 Die vierfache Gliederung des Hörens findet sich auch ausgeführt in dem Beitrag K. Königs: Sprache und Sprechen, in K. König, G. v. Arnim, U. Herberg: Sprachverständnis und Sprachbehandlung. Stuttgart 1986.

52 Vgl. den Vortrag R. Steiners am 9. Dezember 1922; in Geistige Zusammenhänge in der Gestaltung des menschlichen Organismus. GA 218. Dornach 1992.

53 Mit dem Begriff《sogenannte motorische Nerven》bezieht sich König auf die Auffassung zum menschlichen Nervensystem, wie sie R. Steiner in seiner Schrift Von Seelenrätseln, GA 21, Dornach 1983 skizziert hat. Eine Darstellung dieser Auffassung und Interpretationen im Hinblick auf wissenschaftliche Befunde und Fragen zum Nervensystem gibt der Band Der menschliche Nervenorganismus, hrsg. von W. Schad, Stuttgart 1992.

54 Siehe dazu auch den Vortrag Rudolf Steiners am 21. September 1920; in Erziehung und Unterricht aus Menschenerkenntnis（Meditativ erarbeitete Menschenkunde）. GA 302a, Dornach 1993. Hier spricht R. Steiner über die Hörwahrnehmung.

55 R. Steiner: Anthroposophie — Psychosophie — Pneumatosophie. GA 115, Dornach 1980.

56《アントロポゾフィー。ひとつの断章》のなかでルドルフ・シュタイナーは、上位感覚のひとつ、音声感覚（Lautsinn）の働きを次のように特徴づけています。

《思考や記憶などの協力なしに、ある認識がなされるときの感覚の働きについて述べるときには、これまで数え上げてきた感覚とはまた別の感覚が存在することを認めなければなりません。このことを基本的なこととしておさえていれば、〈感覚〉ということばはしばしば、本来そうであってはならないやり方で用いられていることに容易に気づくはずです。これは模倣感覚（Nachahmungssinn）や秘匿感覚（Verheimlichungssinn）★などについて述べるときにも言えることです（Verheimlichen：隠す、秘密にする、等々の意。この感覚は、小さな子どもに自分だけの秘密の収集物を隠させたり秘密基地をつくらせたりする感覚、であると思われます）。模倣したり秘匿したりするということの内には、すでに思考が、判断が、加わってきています。つまり、そこで私たちがかかわっているのは、ただ純粋に感覚であるだけのものではありません。

　しかし、語られることばの音声をとおして表われるものを知覚するときは、事情はまったく異なります。語られたことばを理解するということの内には、ある複雑な判断、包括的な魂的活動が加わってきているということ、これは言うまでもありません。それは、言語〈感覚〉だけに割り当てることのできるものではありません。しかしこの領域にはまた、まさに色や温度がそうであるような、直接的かつ明白なもの、判断が加わってくる以前の感覚知覚を意味するものが存在しています》（これはこれ以降、さらに詳しく説明されています）

57 Rudolf Steiner: Die geistige Führung des Menschen und der Menschheit. GA 15. Dornach 1987.

58 ここでのケーニヒのことばは、あまりにも少なすぎるがゆえに、誤解を招きかねません。自我感覚は、自分の自我ではなく他者の自我を知覚する感覚です。彼が言わんとしているのは、他者の自我を知覚するには、自分の自我を意識することが前提になる、ということです。ケーニヒは、自我感覚が発達し始めるには、それ以前に、子ども自身の自我意識が生まれていなければならない、ということを言っているのです。
Siehe dazu und auch zu den ebenfalls eher andeutungsweisen Betrachtungen zum Gedankensinn die entsprechenden Kapitel in Königs Schrift über Die ersten drei Jahre des Kindes, Stuttgart 1997.

59 《蓮の花》に関しては、ルドルフ・シュタイナーの《いかにして超感覚的世界の認識を獲得するか》を参照の

こと

60 三つの上位感覚の感覚器官に関しては付録の103ページも参照のこと

Schriftliche Ausführungen zu diesem Gebiet finden sich in Karl König: Die ersten drei Jahre des Kindes, Stuttgart 1997 und in dem Kapitel über den Lebenssinn in Karl König: Sinnesentwicklung und Leiberfahrung. Stuttgart 1995.

61 Vgl. R. Steiner: Von Seelenrätseln. Abschnitt《Über die wirkliche Grundlage der intentionalen Beziehung》. GA21 Dornach 1983.

62 光療法と色彩療法に関しては次の論文に詳しく述べられています。

I. Rascher《Über eine Farblichtbehandlung für Sehgeschädigte》in C. Pietzner（Hrsg.）: Aspekte der Heilpädagogik, Stuttgart 1969.

63 Vgl. K. Conrad: New Problems of Aphasia. Brain, Vol. 77, 1954. König ist in seiner Schrift Die ersten drei Jahre des Kindes, Stuttgart 1997, näher auf die Arbeiten Conrads eingegangen.

64 R. Seiner: Vortrag am 13. August 1916; in Das Rätsel des Menschen. Die geistigen Hintergründe der menschlichen Geschichte. GA 170, Dornach 1992.

65 十二獣帯と十二感覚との関係に関するケーニヒのことばは、表面的にはルドルフ・シュタイナーのそれと矛盾しているように思われます。とはいえ、これに関するシュタイナー自身のことばもさまざまな観点からのそれであり、したがっていつも同じであるわけではありません。これに関しては、たとえば以下の文献を参照してください。

Vortrag am 12. August 1916; in Das Rätsel des Menschen. Die geistigen Hintergründe der menschlichen Geschichte. GA 170, Dornach 1992.

Vortrag am 20. Juni 1916; in Weltwesen und Ichheit, GA 169, Dornach 1963.

Vortrag am 8. August 1920; in Die Wissenschaft vom Werden des Menschen. GA 183, Dornach 1990.

Vortrag am 8. August 1920; in: Geisteswissenschaft als Erkenntnis der Grundimpulse sozialer Gestaltung. GA 199, Dornach 1985.

66 ケーニヒはキャンプヒルゼミナールのための連続講演のなかで《治療教育時計 (Heilpädagogische Uhr)》について述べています。彼はそこで、治療教育的観点から見た十二の病像と十二感覚とを結びつけています。しかし50年代につくられたこのシェーマは、これまでのところ出版されておりません。

67 ここに挙げられている講演と著作は

Anthroposophie — Psychosophie — Pneumatosophie. GA 115, Dornach 1980.von 23. bis 27. Oktober 1909. in Berlin gehalten.

これはアントロポゾフィーについての講演録です。ここには、諸感覚の描写と説明が収録されています。

Das Rätsel des Menschen. Die geistigen Hintergründe der menschlichen Geschichte. GA 170, Dornach 1992.

Diese Vorträge wurden zwischen dem 29. Juli und dem 3. September 1916 in Berlin gehalten.

Anthroposophie. Ein Fragment aus dem Jahre 1910. GA 45, Dornach 1980.

68 その後、やはり生命プロセスに関連する諸著作が出版されています。

そのうちのいくつかを挙げておきましょう。

Christoph Lindenau：Der übende Mensch. Stuttgart 1991.

Thomas Göbel：Die Quellen der Kunst. Dornach 1982.

Coenraad van Houten：Erwachsenenbildung als Willenserweckung. Stuttgart 1996.

69 Rudolf Steiner：Vortrag am 2. Oktober 1920 ·· in Grenzen der Naturerkenntnis und ihre Überwindung, GA 322, Dornach 1981.

70 Rudolf Steiner：Anthroposophie. Ein Fragment. GA 45, Dornach 1980, S. 56.

71 Rudolf Steiner：Vortrag am 12 August 1916; in Das Rätsel des Menschen. Siehe Anm.2.

72 Rudolf Steiner：Anthroposophie. Ein Fragment. GA 45, Dornach 1980, S. 55f.

73 Ebd., S. 57.

74 Ebd., S. 58.

75 Siehe Anm. 29.

76 Zum《kosmischen Ernährungsstrom》siehe den Aufsatz von Petra Kühne《Die kosmische Ernährung des Menschen》, erschienen in Ernährungsrundbrief, Nr. 94/1995, wieder abgedruckt in Die Drei, Oktober 1998. Dort finden sich auch Literaturangaben Rudolf Steiners über dieses Thema, sowie zu Arbeiten anderer, von den Hinweisen Rudolf Steiners ausgehender Autoren. König hat zu diesem Thema vier Vorträge gehalten:《The Earthly and Cosmic Nutrition Streams》. Sie sind ver- öffentlicht in Karl König: Earth and Man.

Hrsg. von H. v. Jeeze. Bio-Dynamic Literatur. P.O. Box 253. Wyoming, Rhode Island 02898, 1982.

77 Rudolf Steiner: Vortrag am 31. März 1920; in Geisteswissenschaft und Medizin. GA 312, Dornach 1985.

78 ルドルフ・シュタイナー《神秘学概論》
Siehe dazu Rudolf Steiner: Geheimwissenschaft im Umriss. GA 13, Dornach 1989.

79 Rudolf Steiner: Vortrag am 29. Oktober 1921; in Anthroposophie als Kosmosophie. Zweiter Teil. GA 208, Dornach 1992.

80 Zur ursprünglichen Bedeutung der Epiphyse, wie sie von Rudolf Steiner dargestellt wurde, siehe Dietrich Boie: Das erste Auge. Ein Bild des Zirbelorgans aus Naturwissenschaft, Anthroposophie, Geschichte und Medizin. Stutgart 1968.

81 Rudolf Steiner: Vortrag am 12. August 1916; in Das Rätsel des Menschen. Siehe Anm. 2.

82 Carl Ludwig Schleich: Vom Schaltwerk der Gedanken, erwähnt von Rudolf Steiner im Vortrag am 13. August 1916; in Das Rätsel des Menschen. Siehe Anm. 2.

83 Rudolf Steiner: Vortrag am 15. August 1916, in Das Rätsel des Menschen. Siehe Anm. 2.

84 ルドルフ・シュタイナー《一般人間学》
Rudolf Steiner: Vortrag am 25. August 1919; Allgemeine Menschenkunde als Grundlage der Pädagogik. GA 293, Dornach 1992.

85 原註18参照

86 Rudolf Steiner: Vortrag am 3. September 1916, in Das Rätsel des Menschen. Siehe Anm. 2.

87 カール・ケーニヒのこのわずかなことばは、中世のアラビアとヨーロッパの学者たちとのあいだに交わされた霊的論争に関するルドルフ・シュタイナーのことばに、つまり、人間の魂の内の霊は個のものとなり得るのか、なり得るのだとしたらどの程度にまでかという問いに、関連しているものと思われます。
(Vgl. dazu etwa Rudolf Steiner: Esoterische Betrachtungen karmischer Zusammenhänge. Dritter Band. GA 237, Dornach 1991.)

《月原理》と《太陽原理》との対立は、世界観や宗教観にまで影響を及ぼす根本的な問題です。《太陽原理》は、霊へと通ずる個的かつ意識的な道程について詳しく述べています。

カール・ケーニヒ
1902 ～ 1966〔医学博士〕
養護施設で医者として働きながらシュタイナーの精神科学に基づく医療を中心に置いた生活共同体を組織しようと決心し、1940 年代初頭のスコットランドに治療教育を核とする運動、今では世界的な拡がりを見せているキャンプヒル運動の最初の芽を芽吹かせた。

石井秀治
1946 年生まれ。福島工業高等専門学校機械科中退、東京藝術大学美術学部彫刻科中退。ドイツ、ヴィッテンのヴァルドルフ教員養成コースにて学ぶ。訳書に、J. ボッケミュール『植物の形成運動』、W. ホルツアップフェル『体と意識をつなぐ四つの臓器』、A. ズスマン『魂の扉・十二感覚』、E. マルティー『四つのエーテル』他。耕文舎主宰。

耕文舎叢書● 10
十二感覚の環と七つの生命プロセス
シュタイナーの感覚論にもとづく治療教育の現場から

発行日　2018 年　春　初版第一刷発行
　　　　2022 年　初夏　　第三刷発行
著者　　カール・ケーニヒ　Karl König
訳者　　石井秀治
発行　　耕文舎　〒 325-0103 栃木県那須塩原市青木 390 - 43
　　　　Tel / Fax 0287- 62- 6320
発売　　株式会社イザラ書房　Tel.0495-33-9216　Fax.047-751-9226
印刷・製本　株式会社シナノパブリッシングプレス

ISBN 978-4-7565-0136-3 C0047

耕文舎叢書〈既刊案内〉

耕文舎叢書●1　植物の形成運動

J・ボッケミュール著／石井秀治＋佐々木和子訳

花をつける植物の生長過程に次々と現れる葉の形の変化（メタモルフォーゼ）のなかには興味深い法則がひそんでいます。植物学者である著者はその法則を、身近な植物からなる多くの図版を用いて具体的・映像的に論じています。R・シュタイナーが述べているように、植物のメタモルフォーゼの観察は、目に見えないエーテル体（生命体）へのアプローチをもっともわかりやすい仕方で可能にしてくれます。本書はアントロポゾフィー自然科学への入門書とも言える著作です。

耕文舎叢書●2　芸術治療の実際

E・メース‐クリステラー著／石井秀治＋吉澤明子訳

本書には、アントロポゾフィーの絵画・造形療法の治療作用が、著者自身による実践をとおして具体的に述べられています。治療的に作用する芸術的要素は、それを必要としている一人ひとりに個別的に与えられます。なぜなら、一人ひとりの人格は唯一無二の独自なあり方をしていますし、そこに生じる〝かたより〟も、その人格の独自性のなかに現れたものであるからです。アントロポゾフィーの絵画・造形療法は、このような考え方のもとに選び出された芸術的行為の能動性をつうじて、本来だれにも具わっているはずの自己治癒力に働きかけます。

耕文舎叢書●3　魂の扉・十二感覚

A・ズスマン著／石井秀治訳

《大地も海も湖沼も大気も、さまざまな廃棄物によってますます汚染されてきています。しかし汚染されているのはそれだけではありません。私たちの感覚の世界も著しく汚染されています。それにもかかわらず私たちは、それをあまり意識していないのではないでしょうか？　この講座での私の試みは、まさにこのような状況のなかでの治癒の始まりを示すことでした。癒しの霊を求める者は、毎日与えられる日常生活のなかにも、その顕れを見出すことができるのです》

著者はアントロポゾフィーへの入門書とも言い得る性格をもつ本書で、ルドルフ・シュタイナーの感覚論をわかりやすく語り、私たちが実際、私たちのもっとも身近にある感覚の世界をいかに知らずにいるかに気づかせてくれます。

耕文舎叢書●4　体と意識をつなぐ四つの臓器

W・ホルツアップフェル著／石井秀治＋三浦佳津子＋吉澤明子訳

本書は次の六つの章から成っています―四つの臓器とその他の器官／肝臓は行為に向けて力を与える／肺は思考に堅さ（硬さ）を与える／腎臓は魂のいとなみに生気を与える／心臓は内なる支えを与える／臓器に属する周辺領域

本書に述べられている臓器と魂との相互的かつ密接なかかわり合いの世界は、いわゆる自然科学的な思考方法に慣れ親しんできた私たちの〝知性〟が求めるものとは大きく異なっています。臓器の現実的なあり方が、観察視点が異なることによっていかに異なって見えるかを、私たちは本書をとおして体験することになるでしょう。

耕文舎叢書●5　発生学と世界の発生

K・ケーニヒ著／石井秀治訳

医学博士カール・ケーニヒは本書に収録された六つの講演で、〈個体発生（受精から誕生へといたるまでの一人ひとりの人間の発生プロセス）は、系統発生（太古のむかしから現在へといたるまでの類としての人間の発生プロセス）を繰り返す〉という、発生学における重要なテーゼを、R・シュタイナーの《神秘学概論》

とモーゼの《創世記》に結びつけつつ、また射影幾何学など他の科学分野の観点を導入しつつ、圧倒的な拡がりと深さをもつパースペクティヴのもとに、多くのスケッチを添えてわかりやすく語っています。彼はまた、人間のあり方を認識する上できわめて重要な、人間の四つの存在構成要素（自我・アストラル体・エーテル体・物質体）についても、彼独自の発生学的観察のもとに、イメージ豊かに語っています。この六つの講演は、治療教育を核とするキャンプヒル運動の創始者でもあるケーニヒが、霊の世界に召される直前に行なったものです。

耕文舎叢書●6　エーテル空間

G・アダムス著／石井秀治訳

物質空間の対極相にある空間、生命を生み出し支えているエーテル空間が存在します。著者は、空間のなかへ生成し消滅していく生命的空間現象を、アントロポゾフィーの観点から拡張され深められた射影幾何学をとおして観察し、多くの美しいイラストを添えて映像的に描写しています。
《私たちを正しく導いてくれる思考は、物質空間とエーテル空間との対極性を認識することをとおして、物質空間をよりいきいきと、より統合的に観察しようとする思考なのであり、エーテル空間を冷たく分析する思考なのではありません》

耕文舎叢書●7　空間・反空間のなかの植物

G・アダムス＋O・ウィチャー著／石井秀治訳

《形成諸力は、植物体の個々の器官（根、葉、花、果実）に、それらが身につけるべき形態を与えています。ところが…最近の自然科学においては、物質それ自体の複雑な構造やそれらの関連を解き明かす研究に力点が置かれているあまりに、〈生物がそのいきいきとした特徴的な形姿の内に取り込み身につけていく物質に作用する形成諸力〉に関する研究がなおざりにされています。自然界に作用しているこの形成諸力を、明晰な幾何学的観察方法をもって認識していこうとする本書の試みは、ひとつの大きな科学的功績と見なすことができるでしょう》— 序文から

本書は、植物に関するゲーテの観察方法と、形成諸力の世界に関するルドルフ・シュタイナーの霊的・映像的認識にもとづきながら、そこにアントロポゾフィーの観点から拡張され深められた射影幾何学の観点を導入した、まったく新しい科学的アプローチの記録です。

耕文舎叢書●8　四つのエーテル

E・マルティ著／石井秀治訳

《本書は…ルドルフ・シュタイナーのことば — 諸エーテルの名称、宇宙の進化史におけるそれらの発生順序、

四大諸元素（地水火風）と諸エーテルの対照性 ― から、四大とエーテルの理念を正しく認識しようと試みたものです》

《たとえば一本の菩提樹の前に立ちましょう。その大きさと高さは〝光エーテル〟の働きであり現れです。樹冠の精妙な分枝とその秩序は〝音エーテル〟の現れであり、無数の葉・枝・根の全体性の内には〝生命エーテル〟の働きがひそんでいます。樹齢七十歳の樹にいまなお花が咲くのは〝熱エーテル〟の働きです。…四つのエーテルの働き、つまり感覚界に時間を生み出し、空間を創り出し、分離しているものを結びつけ、ひとつの統一体にする働きを学んでいくなら、私たちは自然界全体を新たな相において観照し、認識していくことができるのです》

耕文舎叢書●9　認知症

ヤン‐ピーター ファンデル シュティーン著／石井秀治訳

《認知症を抱えることになってしまったとしても、私たちの人間的成長はそこで終わってしまうわけではけっしてありません。認知症のせいでことばの世界・思考の世界が失われてしまったとしても、私たちは、だからこそ再び新たに開かれる、かつての豊かな感情と意志の世界の内に〈迎え入れられる〉ことになるのです。まさに私たちはそこでこそ ― 新たな人生へと通ずる死の扉を押す前に ― さらに新たに成長していくことができるのです》